ÉTUDE

EXPÉRIMENTALE ET CLINIQUE

SUR

L'ABSINTHISME ET L'ALCOOLISME

PAR

Le D^r Th.-Ch. CHALLAND

Docteur en médecine de la Faculté de Paris,
Interne provisoire en médecine et en chirurgie des hôpitaux de Paris,
Médaille de bronze de l'Assistance publique,
Membre correspondant de la Société anatomique.

PARIS

ADRIEN DELAHAYE, LIBRAIRE-ÉDITEUR

PLACE DE L'ÉCOLE-DE-MÉDECINE

1871

ÉTUDE

EXPÉRIMENTALE ET CLINIQUE

SUR

L'ABSINTHISME ET L'ALCOOLISME

PAR

Le D' Th.-Ch. CHALLAND

Docteur en médecine de la Faculté de Paris,
Interne provisoire en médecine et en chirurgie des hôpitaux de Paris,
Médaille de bronze de l'Assistance publique,
Membre correspondant de la Société anatomique.

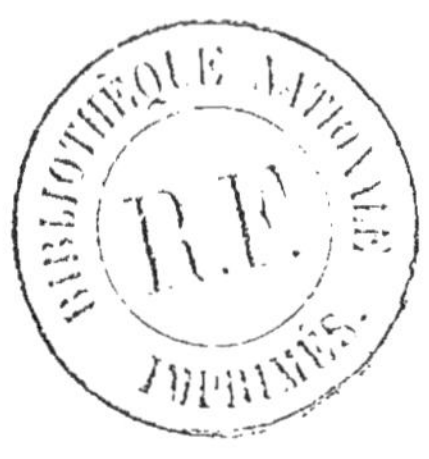

PARIS

ADRIEN DELAHAYE, LIBRAIRE-ÉDITEUR

PLACE DE L'ÉCOLE-DE-MÉDECINE

—

1871

ÉTUDE

EXPÉRIMENTALE ET CLINIQUE

SUR

L'ABSINTHISME ET L'ALCOOLISME

INTRODUCTION.

Les auteurs modernes ont désigné sous le nom d'*alcoolisme* l'ensemble des accidents produits par l'abus des boissons spiritueuses. On peut dire, d'une manière générale, que le principal agent de la production de ces phénomènes est l'alcool : ainsi se justifie cette dénomination.

Mais d'autre part, ces phénomènes varient suivant les différentes liqueurs dites alcooliques et ils sont même dans certains cas assez différents pour qu'on soit tenté de ne pas attribuer à l'alcool le principal rôle.

Ceci est vrai surtout pour la liqueur d'absinthe. « La liqueur d'absinthe, disent MM. Trousseau et Pidoux (1), amène de l'ivresse, mais en même temps des vertiges et un état nauséeux, qui appartiennent à l'absinthe et non à l'alcool. »

M. le professeur Gubler (2), dans ses commentaires thérapeutiques, s'exprime ainsi. « On est en droit d'admettre que les accidents morbides si fréquents chez les

(1) Traité de thérapeutique et de matière médicale.
(2) Commentaires thérapeutiques du *Codex medicamentarius*.

buveurs d'absinthe sont dus autant à la plante qu'à l'alcool lui-même. »

Aussi, pour désigner les accidents causés par cette dernière boisson, on a créé la dénomination d'*absinthisme*.

En 1864, MM. Marcé et Magnan, frappés de certains faits cliniques, commencèrent avec l'essence d'absinthe une série d'expériences sur divers animaux. M. Marcé fit, dès le début des expériences, une communication à l'Académie des sciences (1) sur des résultats encore incomplets, ainsi que nous le verrons plus tard.

Malheureusement la mort vint enlever M. Marcé à ses travaux. M. Magnan poursuivit seul ses expériences et parvint à des résultats plus positifs. Ces recherches sur l'action de l'essence d'absinthe et de l'alcool firent le sujet d'un mémoire présenté par M. Bouley, au nom de M. Magnan, à l'Académie des sciences (2).

En outre, des communications diverses furent faites à plusieurs sociétés de médecine (Société de biologie, Société de thérapeutique).

De plus, des leçons cliniques faites sur ce sujet, au bureau central d'admission des aliénés de la Seine (Sainte-Anne), ont été reproduites dans la *Gazette des hôpitaux*, par M. Langlet, interne des hôpitaux de Paris.

D'autre part, des observations cliniques avaient également contribué à établir les différences qui séparent l'absinthisme de l'alcoolisme.

Ayant pu assister à plusieurs de ces expériences, il nous a paru intéressant de continuer cette étude qui devient

---

(1) Comptes-rendus de l'Académie des sciences, 1864, t. LVIII, p. 628.
(2) Comptes-rendus de l'Académie des sciences, 5 avril 1869.

de jour en jour plus importante dans ses applications, le nombre des buveurs tendant à s'accroître d'une manière considérable.

Le but de notre travail est d'établir que les accidents produits par l'abus de la liqueur d'absinthe diffèrent par plusieurs points essentiels de ceux qui dépendent de l'alcool, ou, en d'autres termes, que divers phénomènes pathologiques sont dus à certains produits spéciaux à la liqueur d'absinthe. (Par exemple l'essence ou huile essentielle d'absinthe).

Sans doute on retrouvera toujours les symptômes de l'intoxication alcoolique dans les phénomènes d'ordre intellectuel, par exemple, ceux au contraire qui sont purement physiques sont dissemblables.

L'absinthisme est donc non-seulement une variété importante d'alcoolisme, mais une intoxication particulière qu'il faut connaître, parce qu'elle surajoute ses effets aux accidents déjà si graves et si fréquents de l'alcoolisme.

Nous chercherons dans le cours de cette étude à démontrer la vérité de cette assertion, en nous basant sur des recherches expérimentales et sur l'étude des faits cliniques.

Mais, avant d'entrer plus avant dans notre sujet, qu'il nous soit permis d'adresser nos remercîments à notre maître et ami, M. le Dr Magnan, qui a bien voulu nous faciliter notre tâche en nous aidant de ses précieux conseils et de son expérience.

DIVISION.

Nous avons divisé notre travail en deux parties principales.

La première partie est consacrée à l'étude expérimentale de l'action de l'essence d'absinthe sur les animaux.

Nous étudierons comparativement l'action de l'alcool et des essences qui entrent dans la composition de la liqueur d'absinthe.

Dans la seconde partie, nous aurons d'abord à examiner ce qu'est la liqueur d'absinthe, puis à comparer les accidents produits par l'abus de cette boisson avec les phénomènes ordinaires de l'alcoolisme ; à établir qu'elles sont les différences et à rapprocher au contraire les faits qui ne doivent pas être séparés.

PREMIÈRE PARTIE

CHAPITRE I.

ÉTUDE EXPÉRIMENTALE DE L'ACTION DE L'ESSENCE D'ABSINTHE
SUR LES ANIMAUX.

§ 1. *De l'essence d'absinthe.*

L'essence ou huile essentielle d'absinthe se prépare
par distillation de la plante fraîche de grande absinthe
(*Artemisia absinthium*).

Pour l'obtenir très-pure, il faut laisser échapper les
premières vapeurs. La quantité obtenue est très-petite
relativement à la grande quantité de plante employée.
Du reste, cela varie beaucoup suivant les années. Dans
les années très-chaudes on en obtient beaucoup moins,
mais elle est beaucoup plus active.

Sa couleur est vert foncé ; sa saveur est extrêmement
âcre. Son odeur est caractéristique, très-forte, pénétrante,
très-irritante ; elle persiste pendant fort longtemps.
Pour peu qu'on répande un peu d'essence dans une
salle, l'odeur s'imprègne partout.

Pour lui conserver toute son activité, il faut la conserver dans un flacon parfaitement bouché.

On la distille en grand pour l'employer dans la fabrication de la liqueur d'absinthe, dans laquelle elle
entre à raison de 1 à 2 grammes par litre.

D'après Braconnot, la formule de l'essence d'absinthe est $C^{20}H^{16}O^2$, elle bout à 204°, sa densité est 0,973 à 24°. C'est cette huile essentielle qui, avec deux principes extractifs, possède les propriétés actives de la grande absinthe.

§ 2. *Des divers procédés d'expérimentation.*

Il faut, avant de commencer les expériences, s'assurer que l'essence est de bonne qualité, qu'elle est pure, qu'elle est de fabrication récente, enfin que le flacon où elle a été conservée a été bien fermé. Dans les toutes premières expériences, les résultats avaient été un peu différents, parce que l'essence était de qualité inférieure.

Dans les premières expériences qui furent faites à Bicêtre, M. Magnan mêla de l'essence d'absinthe avec de la mie de pain, de la farine, où il la renfermait dans des capsules de gélatine. On faisait avaler ces boulettes à des chiens. Cette méthode a été rejetée. Voici quels sont les procédés employés depuis :

1° *Injection dans l'estomac.* — On introduit une sonde œsophagienne ou une sonde uréthrale (suivant la grandeur de l'animal) dans l'estomac d'un chien, par exemple. On injecte en une seule fois la quantité voulue d'essence. Immédiatement après on injecte une petite quantité d'eau (25 à 30 gr. environ), afin de délayer un peu l'essence et d'empêcher qu'il n'en reste sur les parois de la sonde.

On pourra aussi, une demi-heure auparavant, donner à l'animal une petite quantité d'aliments, ce qui a pour effet d'atténuer l'action irritante de l'essence sur l'estomac et d'empêcher qu'elle ne soit rejetée immé-

diatement. Les effets sont un peu plus longs à se produire, mais on réussit mieux.

Pour empêcher également l'animal de vomir, M. Magnan l'attache par les pattes de devant à un crochet
planté dans un mur, à une hauteur suffisante pour que
l'animal puisse tout juste atteindre le sol avec ses pattes
de derrière. De cette façon les efforts de vomissements
ne sont suivis d'aucun effet. Si l'on ne prend pas ces
précautions, l'animal rejette presque immédiaiement
l'essence ingérée.

Pour un chien de taille moyenne, on emploie 4 à 6
grammes d'essence. Du reste les effets produits ne sont
pas en rapport avec la taille de l'animal.

2º *Par inhalation.* — On place les animaux sous une
grande cloche, sous laquelle on met une petite coupelle
remplie d'essence d'absinthe. Les vapeurs d'essence
remplissent très-rapidement toute la cloche. On emploie surtout cette méthode pour les petits animaux
(chats, lapins, cochons d'Inde, poules, pigeons, etc.).

3° *Par injection dans le tissu cellulaire.* — On injecte 1
à 4 grammes d'essence dans le tissu cellulaire sous-cutané. L'effet produit est en général très-prompt et plus
rapide que par l'injection directe dans l'estomac. Ce
procédé est aussi plus commode pour les petits animaux.
Mais dans un certain nombre de cas nous avons vu les
accidents convulsifs (voir plus loin) être si multipliés et
si rapprochés, qu'il devenait très-difficile de distinguer
une attaque franche.

4° *Par injection dans les veines.* — Ce dernier procédé a
été employé surtout sur des chiens. On choisit de préfé-
rence la veine crurale. Il suffit d'une très-petite quantité
d'essence, quelques centigrammes (5 à 20).

5° *La muqueuse rectale* a été aussi mise à contribution,

mais il était difficile d'y faire séjourner l'essence, malgré toutes les précautions prises.

Les résultats les plus frappants sont ceux obtenus sur les chiens, et la méthode la plus facile est l'injection directe par la sonde, introduite dans l'estomac de l'animal. Si l'effet est trop long à se produire, il suffira souvent d'injecter une petite quantité d'essence dans la veine crurale, pour obtenir des résultats très-rapides.

Une condition favorable à la production rapide des divers phénomènes est la température élevée de l'atmosphère; l'essence est alors plus votlaile, sa diffusion est plus rapide.

Une condition défavorable, au contraire, consiste dans le fait que, sous l'influence irritante de l'essence, l'animal peut avoir tout d'un coup des selles rapides ou des vomissements abondants. L'absorption de l'essence est naturellement diminuée.

Mais, quel qu'ait été le procédé employé, *les résultats obtenus ont toujours été les mêmes :* il n'y a eu de différences que dans la rapidité et l'intensité des effets produits.

§ 3. *Expériences.*

Nous citons l'expérience suivante en premier lieu, bien qu'elle n'ait pas donné des résultats aussi complets que ceux qui sont relatés dans d'autres expériences. Ils ont été analogues aux effets produits par de faibles doses d'essence d'absinthe. Ici la dose était assez forte (4 gr.), mais il est probable que l'animal avait une force de résistance plus grande, ou, ce qui revient au même, qu'il avait absorbé moins d'essence.

Cette expérience a été faite au mois de mai 1869, la température atmosphérique étant très-élevée.

Expérience I.

On injecte à un chien de taille moyenne 4 grammes d'essence d'absinthe dans l'œsophage.

Un quart d'heure après environ, l'animal est agité, sa respiration est
anxieuse, il court dans le jardin, paraît inquiet. On remarque une
susceptibilité sensoriale très-grande, il tressaille au moindre bruit.

Au bout d'une demi-heure, il a quelques secousses très-légères des
oreilles et des muscles du cou, secousses qui occasionnent de petits
mouvements en arrière de la tête. La respiration devient haletante, un
peu sifflante ; la salivation est considérablement augmentée, une bave
épaisse, blanche, très-abondante, s'écoule de sa gueule.

Quelques minutes plus tard, les secousses deviennent plus marquées,
surtout dans les muscles des parties antérieures. Les secousses sont
devenues de fortes saccades, comme si l'animal était frappé par de fortes
décharges électriques. Il se couche sur le ventre, puis va s'accroupir dans
un des angles du mur de l'enclos : il a les pattes fortement tendues,
comme s'il faisait des efforts pour résister à une violente impulsion.

Dès qu'on frappe dans les mains, qu'on lui donne un léger coup,
ou bien encore qu'on jette une pierre à côté de lui, il tressaute vivement, manifeste une très-grande frayeur, et les secousses convulsives
deviennent beaucoup plus violentes. La susceptibilité nerveuse est donc
excessive chez lui. Cependant il ne tombe pas et n'a pas de véritables
attaques.

Expérience II.

19 juin 1870. Température atmosphérique très-élevée. On injecte
dans l'estomac d'un chien épagneul de taille moyenne 4 grammes d'essence d'absinthe.

Vingt minutes après l'injection, l'animal a une attaque convulsive
très-violente. Trismus, convulsions toniques, puis cloniques, respiration haletante, très-rapide, avec écoulement de bave épaisse, spumeuse,
très-abondante. Evacuation de matières fécales et d'urine, anesthésie
complète. Peu à peu les convulsions cessent, l'animal reste couché sur
le côté en respirant péniblement et en faisant entendre un sifflement
particulier.

Dix minutes après, nouvelle attaque semblable à la première. En
tout il survient 5 attaques, toutes très-violentes et présentant le même
caractère.

Il meurt une heure et demie après l'injection de l'essence d'absinthe, au début d'une **6°** attaque, dès l'apparition des premières convulsions. On procède immédiatement à l'*autopsie*. Dès la première incision et lors même qu'il ne s'est écoulé encore que très-peu de sang, celui-ci a une odeur d'essence d'absinthe. Il est en outre très-diffluent, de couleur noire. En enlevant la boîte crânienne, il s'exhale également une très-forte odeur d'essence d'absinthe.

Méninges. Les veines sont turgescentes. En plusieurs points on trouve de petites dilatations des vaisseaux ou de petites hémorrhagies interstitielles, de la grosseur d'une petite tête d'épingle.

La pie-mère recouvrant la face convexe du lobe postérieur gauche présente en ce point une infiltration sanguine très-marquée, formant une plaque de 1 1|2 à 2 centimètres de largeur. Du côté droit, au même point, il n'y a pas d'infiltration, seulement les veines sont dilatées.

Les méninges de la *base* présentent également des infiltrations sanguines. On en trouve des deux côtés, au niveau de la scissure de Sylvius. A la face inférieure du lobe sphénoïdal droit, on remarque une plaque d'infiltration sanguine, de même aspect que celle qui existe sur la face convexe de l'hémisphère gauche. A part ces plaques, les méninges de la base sont partout injectées, on retrouve les mêmes petits renflements le long des vaisseaux.

Les méninges du *bulbe* et de la *partie cervicale* de la moelle sont très-fortement injectées. Les vaisseaux sont renflés dans plusieurs endroits et remplis dans ces points de caillots noirâtres. L'injection est surtout extrêmement prononcée à la face inférieure du bulbe ; les vaisseaux y sont particulièrement dilatés. (Dans deux cas analogues, M. Magnan a trouvé des hémorrhagies.)

En pratiquant des coupes du cerveau, du bulbe et de la moelle, on ne trouve aucune altération notable, pas plus au niveau des points injectés qu'ailleurs. On remarque simplement une injection légère de la substance cérébrale, qui a une teinte un peu rosée.

Dans certains points aussi, les vaisseaux sont un peu plus apparents et forment un petit piqueté (beaucoup moins prononcé que celui que l'on trouve habituellement chez les alcooliques).

Cœur. Le cœur droit est plein d'un sang noir, en partie coagulé ; les caillots sont peu compactes, mous ; l'odeur d'absinthe est très-prononcée.

Sur toute la surface externe du cœur, on observe une injection assez marquée ; les grosses veines sont pleines de sang, tendues, très-saillantes.

A l'origine des gros troncs vasculaires, on remarque sous le péricarde deux ou trois points hémorrhagiques. Dans le sillon latéral auriculo-ventriculaire, on trouve à la base de l'oreillette droite une petite extravasation sanguine avec quelques petits points hémorrhagiques tout autour. On en note également quelques-uns dans le feuillet viscéral du péricarde recouvrant le ventricule droit. Le ventricule gauche est fortement contracté, l'animal étant mort pendant les convulsions toniques; il contient cependant une très-petite quantité de sang coagulé.

Poumons. A l'intérieur comme à l'extérieur et dans presque toute leur étendue, les poumons sont comme marbrés de rouge et de noir d'une façon irrégulière, tantôt en raies, tantôt en plaques, c'est-à-dire qu'ils sont plus congestionnés dans certains points que dans d'autres, où il y avait seulement de l'injection.

Thymus. Sur toute la surface du thymus, on aperçoit de petites hémorrhagies ponctuées, très-nombreuses, quelques-unes de la grosseur d'une tête d'épingle, d'autres ayant seulement l'aspect d'un très-petit point noir. En différents endroits, injection très-manifeste, presque partout les vaisseaux sont dilatés.

Rate. Rien à noter.

Foie. Très-congestionné. Il exhale une très-forte odeur d'essence d'absinthe.

Estomac. La muqueuse présente une couleur rosée, plus foncée du côté du cardia; en ce point il y a un peu d'injection.

Reins. Injectés, pointillé fin de la substance corticale.

Rien dans la *vessie.*

Le 27 juin 1870, M. Jolyet, préparateur à la Sorbonne, et moi, nous préparâmes à l'Hôtel-Dieu les expériences suivantes, destinées à une démonstration expérimentale, faites par M. Magnan à la clinique de M. le professeur Béhier.

EXPÉRIENCE III.

On fait à un jeune bouledogue une injection de 4 grammes d'essence d'absinthe dans l'estomac. Il était neuf heures et demie du matin. On prend immédiatement la température rectale; elle est de 39°,8.

Au bout de quatre à cinq minutes, l'animal paraît inquiet, agité; il gémit, se plaint un peu. La respiration devient fréquente, il bave passablement. Au bout de vingt minutes, on remarque quelques secousses très-légères, ou plutôt un tressaillement musculaire, aux oreilles et à la nuque. Il manifeste une grande susceptibilité nerveuse, il tressaute au moindre bruit, en donnant des signes de grande frayeur.

Afin d'obtenir un effet très-rapide, un quart d'heure après, on injecte de nouveau 3 grammes d'essence d'absinthe dans l'estomac ; on attend dix minutes, et comme l'animal n'a encore que de petites secousses, on injecte dans la veine crurale la dose énorme de 1 gramme 50 d'essence d'absinthe.

Cinq minutes après, il a un mouvement de recul brusque, accompagné de mouvements convulsifs légers de la tête et du tronc, puis tombe brusquement sur le côté. Tous ses membres sont raides, tendus convulsivement, les mâchoires sont fortement serrées, le corps est comme soulevé au milieu, les convulsions toniques durent quinze, vingt secondes et sont suivies de convulsions cloniques très-prolongées. L'animal est toujours couché sur le côté, mais non plus soulevé, les membres sont agités de fortes secousses qui les font aller en avant et en arrière avec rapidité. La respiration devient haletante, stertoreuse; il a des claquements de dents.

Il s'écoule une bave mousseuse très-abondante. La température rectale est de 39°,8.

Il a également pendant les convulsions une émission abondante d'urine et évacuation de matières fécales. Les convulsions cloniques persistent pendant deux et demie, trois minutes, puis cessent, et pendant un court espace de temps (cinq minutes environ), il n'a plus que la respiration très-haletante, stertoreuse, avec écoulement de bave épaisse, spumeuse. Puis une nouvelle attaque recommence, elle est très-violente et suivie à très-court intervalle d'une autre également très-intense. Les deux crises sont tout à fait semblables à la première; elles sont suivies d'une série d'autres attaques qui sont tellement rapprochées qu'elles deviennent subintrantes. Dans celles-ci, les convulsions toniques sont beaucoup moins fortes et remplacées immédiatement par des convulsions cloniques. Les yeux sont injectés, les pupilles très-dilatées. De temps en temps, émission d'une petite quantité d'urine. T.R., 39°,8.

Depuis la première attaque, il s'est écoulé environ une demi-heure. Peu à peu les convulsions cessent et on voit apparaître les petites convulsions du début. L'animal paraît revenir un peu à lui. Il a toujours les pupilles dilatées, les yeux hagards, il regarde toujours dans une certaine direction, il veut aboyer, mais ne peut faire entendre que quelques sons sourds.

Puis il cherche à se redresser, il ne peut encore se relever, mais à mesure qu'il paraît reprendre connaissance, on voit se manifester d'autres phénomènes. Il a des hallucinations très-nettes, il aboie tout d'un coup avec fureur, bien qu'on ne le touche pas et qu'on ne l'excite pas, il gronde continuellement en cherchant à mordre un être imaginaire ; ses mâchoires s'entre-choquent dans le vide. Si on place des objets devant lui, il semble chercher à les mordre, mais sans pouvoir y parvenir. Il finit par se redresser tout à fait, mais ses hallucinations ne cessent pas, dès qu'on fait un peu de bruit dans la salle, il manifeste une vive fureur et veut s'élancer d'un côté ou de l'autre.

Un peu plus tard encore (onze heures et demie), les hallucinations deviennent plus fréquentes, mais la perception dans l'intervalle est plus nette, il se tourne quand on l'appelle, cependant il est encore faible sur ses jambes, le regard est vague.

L'animal est revenu complétement à lui dans la journée ; il n'a gardé qu'un peu de gonflement dans la cuisse, du côté où l'injection dans la veine crurale a été faite.

Le 3 juillet, c'est-à-dire quatre jours après, il n'avait plus d'accidents, mais plus tard, il a eu du côté de la poitrine des accidents d'un autre ordre (infarctus, embolie d'essence dans les capillaires du poumon, apoplexie pulmonaire, etc.).

Chez cet animal on avait injecté une quantité considérable d'essence d'absinthe, 7 grammes en deux fois dans l'estomac et 1 gr. 50 dans la veine curale. Or, cette dernière dose est très-considérable, nous avons dit que lorsqu'on fait des injections dans les veines, il suffit de 15-20 centigrammes pour provoquer des accidents. Aussi les accidents ont été très-violents.

La raison pour laquelle des doses si considérables ont été employées était que l'essence que nous avions à notre disposition était de qualité inférieure et provenait en outre d'une bouteille qui avait été très-souvent débouchée. Il en a été de même pour les expériences suivantes.

Expérience IV.

On injecte à dix heures un quart du matin 4 grammes d'essence d'absinthe dans l'estomac d'un lapin de taille moyenne.

Au bout d'un quart d'heure, l'animal a quelques petites secousses, cherche à se sauver, va se blottir sous un banc, paraît en proie à une grande terreur, et tout d'un coup, en cherchant à fuir, il tombe sur le côté, a des convulsions toniques très-violentes suivies de quelques convulsions cloniques. Par la bouche, il sort une certaine quantité d'écume rougeâtre, sanguinolente. L'animal meurt pendant les convulsions, cinq minutes après le début de l'attaque. On constate alors qu'il s'est fait pendant l'attaque une légère morsure sur le côté gauche de la langue.

<h3 style="text-align:center">Expérience V.</h3>

On injecte à dix heures 4 grammes d'essence d'absinthe dans l'estomac d'un cobaye.

Au bout d'une demi-heure, il ne s'est manifesté aucun autre symptôme que de l'agitation et une grande susceptibilité nerveuse, l'animal cherche à fuir, il a cependant quelques petites secousses peu marquées, mais brusques. On lui injecte alors dans le tissu cellulaire sous-cutané de l'abdomen environ 2 grammes d'essence d'absinthe.

Environ dix minutes après, il commence à avoir des attaques qui se succèdent à de courts intervalles. Au début de la première, il est d'abord comme soulevé et projeté en avant, puis tombe violemment sur le côté. Les pattes sont étendues, rigides, le corps est comme allongé, arqué, la tête renversée un peu en arrière, les mâchoires très-serrées, en un mot il a des convulsions toniques très-marquées, auxquelles succèdent des convulsions cloniques avec mouvements très-rapides. L'insensibilité est complète, les mouvements respiratoires sont très-fréquents, les battements de cœur violents, de l'écume lui sort par la bouche. Les convulsions diminuent, mais pour reprendre bientôt. Dans les attaques suivantes, les convulsions toniques cessent de suite ou manquent, il n'y a plus que des convulsions cloniques, alternant avec les périodes de repos.

Dans les moments de repos, on le voit à deux ou trois reprises se relever, puis s'élancer avec une extrême rapidité d'un côté ou de l'autre, comme s'il était pourchassé, puis s'arrêter brusquement et retomber atteint de nouvelles convulsions, mais qui sont de moins en moins bien caractérisées.

Cet état cesse bientôt pour faire place à une sorte de stupeur.

Dans la journée, l'animal revient à son état habituel.

<h3 style="text-align:center">Expérience VI.</h3>

A dix heures et demie, on injecte 2 grammes d'essence dans l'estomac d'un second cobaye.

Pendant les premiers instants, agitation, petites secousses musculaires. Au bout d'un quart d'heure, on injecte de nouveau 2 grammes d'essence dans le tissu cellulaire sous-cutané de l'abdomen.

Dix minutes après, première attaque suivie de plusieurs autres incomplètes; en un mot, les accidents sont tout à fait analogues à ce qui s'est passé dans l'expérience précédente.

Seulement, pendant l'intervalle des attaques, le petit animal reste couché sur le flanc; il cherche de temps en temps à se relever, mais sans pouvoir y parvenir.

Dans la journée, il est entièrement remis.

Expérience VII.

On injecte à dix heures et demie 1 gr. 50 d'essence d'absinthe dans le tissu cellulaire sous-cutané de l'abdomen d'un pigeon. Il en ressort environ 50 centigr. par la plaie.

Au bout de dix minutes, le pigeon, qui était resté jusque-là tranquille, tombe tout d'un coup sur le côté, déploie brusquement ses ailes qui restent étendues, allonge les pattes qui bientôt après se rétractent et sont agitées de mouvements convulsifs rapides, et commence ensuite à battre des ailes rapidement, tout en restant à demi couché sur le flanc. Au bout d'une demi-minute, il se relève, mais ne peut se tenir sur ses pattes, titube et a un mouvement de balancement très-marqué.

Il retombe de nouveau dans les mêmes convulsions que tout à l'heure. Celles-ci vont en se rapprochant de plus en plus. Il exécute en outre un mouvement assez singulier, il est comme soulevé et porté en avant, il tourne sur lui-même, comme poussé par une force qui lui ferait exécuter un mouvement giratoire de gauche à droite et d'avant en arrière. Peu à peu ces mouvements se calment, et il reste étendu sur le ventre, les pattes repliées sous lui, les ailes à demi déployées.

Dans l'après-midi tout symptôme a disparu.

Expérience VIII.

Petite chienne épagneule âgée de 7 ans environ.

On lui fait à neuf heures et demie une première injection de 3 gr. d'essence d'absinthe dans l'estomac. La température rectale est de 40°.

Elle manifeste d'abord un peu d'agitation ; quelques minutes après, la respiration devient haletante, sifflante et stertoreuse, cela provient de ce que précédemment on lui avait fait la section des nerfs laryngés. Susceptibilité nerveuse excessive. Quelques petits tressaillements dans les muscles du cou, de la nuque et des épaules ; petites secousses brusques des oreilles. Au bout de trente-cinq minutes elle est dans le même état et n'a pas encore eu d'attaques. On lui injecte alors une nouvelle dose de 3 gr. Les secousses musculaires deviennent beaucoup plus marquées et se manifestent sur tout le corps avec projection en avant de la partie antérieure du tronc. On observe des mouvements s'accadés très-brusques, qui deviennent très-violents dès qu'on fait du bruit ; cependant elle n'a pas d'attaque proprement dite.

Elle devient de plus en plus inquiète, elle paraît très-effrayée dès qu'on l'approche. La respiration s'est encore accélérée, elle rejette aussi une grande quantité de bave mousseuse.

Elle finit par aller se cacher sous un banc où elle reste blottie et comme ramassée sur elle-même. Dès qu'on frappe dans les mains, elle ressaute vivement en arrière, elle a des secousses très-fortes qui font croire qu'elle va avoir une attaque. T. R. 40°,1.

Les accidents se sont bornés là. Au bout d'un temps assez court elle était presque entièrement remise.

Nous rapportons également les faits suivants dont nous avons été témoin à Sainte-Anne. (Voir également Magnan : *Leçons sur l'alcoolisme, Gazette des hôpitaux*, 24 juillet 1869, p. 334.)

On enleva à deux pigeons et à un cochon d'Inde les lobes cérébraux. On plaça ces animaux sous une cloche où ils furent soumis à l'action des vapeurs d'essence d'absinthe.

Au bout d'un temps très-court, ces trois animaux eurent des attaques convulsives comme les autres animaux auxquels on n'avait fait subir aucune mutilation.

Un autre jour, nous vîmes les mêmes faits se reproduire chez un petit chien auquel on avait enlevé les mêmes parties de l'encéphale. — Nous aurons à voir plus loin quels sont les conséquences que l'on peut en tirer.

Nous pourrions citer un grand nombre d'expériences faites pendant les leçons cliniques de MM. Magnan et Bouchereau, au bureau central d'admission des aliénés de la Seine (Sainte-Anne). M. le Dr Amory, de Boston, qui avait assisté plusieurs fois à ces expériences, les répéta sur des cobayes et publia le résultat de ses recherches dans le *Med. and Surg. Journal* de Boston (p. 71 et 83). Elles ont confirmé les faits observés jusque-là.

On trouvera également dans l'*Union médicale* du 9 août 1864, la description détaillée des premières expériences qui ont été faites à l'hospice de Bicêtre.

Toutes ont donné des résultats absolument semblables à ceux que nous avons rapportés, aussi nous dispenserons-nous de les décrire.

Nous renvoyons au chapitre suivant quelques expériences faites en soumettant ces animaux à l'inhalation des vapeurs absinthiques. Elles ont été faites en même temps que d'autres expériences qui avaient pour but d'étudier comparativement les effets des vapeurs d'alcool. Aussi ne voulons-nous pas les séparer.

Tous les accidents que nous avons décrits dans ce chapitre se rapportent à l'*intoxication aiguë* occasionnée par l'essence d'absinthe.

M. Magnan (1) a fait également des expériences pour étudier les résultats de l'*intoxication chronique*. Ces expériences permettent de croire que les phénomènes morbides se montrent aussi chez les animaux avec les caractères analogues à ceux qui se présentent chez l'homme. Plusieurs des animaux sur lesquels on expérimentait sont morts au bout de peu de temps, un mois ou six semaines, ce qui n'a pas encore permis d'obtenir des résultats décisifs.

Nous aurions voulu faire également des recherches dans ce sens, les circonstances et le manque absolu de temps ne l'ont pas permis. Il faudrait en effet expérimenter pendant un temps fort long. Nous espérons pouvoir plus tard reprendre ces travaux que M. Magnan continue de son côté.

(1) Comptes-rendus de l'Académie des sciences, 5 avril 1869, I, LVIII, p. 827.

CHAPITRE II.

Les expériences dont la description va suivre ont trait aux accidents observés chez les animaux :

1° Lorsqu'on les soumet à l'influence des vapeurs d'essence d'absinthe et des vapeurs d'alcool (méthode d'inhalation).

2° Par l'action combinée de l'alcool et de l'essence d'absinthe, administrés en même temps dans des proportions variables.

3° Par une forte dose d'alcool donnée en une seule fois (intoxication aiguë). Par l'administration répétée chaque jour, pendant longtemps, de fortes doses d'alcool (intoxication chronique).

§ 1. *Expériences faites par la méthode d'inhalation.*

(Les expériences suivantes ont été faites pendant les cliniques de MM. Magnan et Bouchereau à Sainte-Anne, 1868.)

EXPÉRIENCE I.

On place sous une grande cloche une poule, un lapin et deux cobayes. On met sous la cloche un vase contenant 15 à 20 grammes d'essence d'absinthe.

Au bout de quelques instants, tous ces animaux présentèrent la série de symptômes observés dans les expériences précédentes.

On constata en outre chez le lapin et pendant l'attaque convulsive, une morsure de la langue avec écume sanguinolente aux lèvres.

Nous n'avons pas voulu entrer encore une fois dans tous les détails des phénomènes observés, nous avons

pensé qu'il était suffisant de noter l'apparition des mêmes accidents.

Par comparaison on fit ce jour-là des expériences
avec les animaux plongés dans les vapeurs d'alcool.

Il ne faut pas oublier dans ce cas de faire chauffer
l'alcool, afin de faciliter la diffusion des vapeurs alcooliques dans l'appareil.

Expérience II.

On place des cobayes sous une grande cloche remplie de vapeurs alcooliques. Ils manifestent d'abord un peu d'agitation puis bientôt après
ils tombèrent dans un sommeil profond, avec résolution de tous les
membres et anesthésie complète de tout le corps.

Aucun d'eux n'eut des crises épileptiques ou épileptiformes, pas
même des secousses.

Une circonstance à noter, c'est que dans toute la salle
on sentait une odeur extrêmement forte d'essence d'absinthe. Cette odeur en rendit même le séjour insuppor-
table à quelques-uns des auditeurs. Quant à moi, voici
les sensations que j'éprouvai, je crois devoir les rapporter ici.

De la céphalalgie avec sensation de serrement aux
tempes, une sorte de vertige me saisit, il me semblait
que j'allais tomber et je sentis le besoin de m'appuyer.
Mes idées me paraissaient s'obscurcir.

Plus tard, en 1870, j'éprouvai les mêmes sensations
quand nous fîmes les expériences à l'Hôtel-Dieu. Elles
avaient été préparées dans la petite salle qui précède le
grand amphithéâtre; de l'essence avait été renversée
sur le parquet, j'éprouvais en rentrant chez moi une
sorte d'ivresse ou plutôt de malaise avec vertiges, et
une douleur de tête assez violente qui persista jusqu'au
lendemain. Il m'aurait été impossible également de me

livrer ce jour-là à un travail assidu et prolongé.

Pendant les recherches faites à Sainte-Anne, le local occupé par les expérimentateurs était constamment imprégné d'essence d'absinthe, condition favorable à une intoxication faible mais continue. Aussi, au bout d'un mois quelques-uns des expérimentateurs, d'ailleurs fort sobres, commencèrent à éprouver des tressaillements fibrillaires dans la face et dans les mains. Ces accidents ont disparu assez rapidement, la cause ayant été écartée.

Expérience III.

On place sous (1) une cloche un lapin et un chat. On y introduit ensuite un vase plein d'alcool, que l'on fait chauffer constamment par une lampe placée au-dessous.

Au bout de trois quarts d'heure ces deux animaux ne présentent pas d'autre signe qu'un peu de difficulté à se tenir sur leurs pattes, leur démarche est chancelante, ils tombent parfois sur le côté.

On enlève alors l'alcool, on le remplace par un vase contenant de l'essence d'absinthe. Bientôt après les deux animaux sont pris d'attaques convulsives très-violentes. Après les attaques, le chat reste quelque temps dans un état de stupeur et complétement anesthésié. On pouvait lui pincer les pattes, lui arracher les poils sans qu'il réagisse aucunement. (Du reste l'anesthésie complète est la règle dans la presque totalité des cas.) Il se relève ensuite, puis se met tout d'un coup à courir dans la direction du mur de la chambre, contre lequel il va butter violemment, il reste un instant debout appuyé contre la muraille, puis va se cacher dans un des coins de la salle, et y reste la tête basse, le museau à terre et tourné vers l'angle du mur.

Deux rats, l'un gris et très-gros, l'autre petit et blanc, furent placés aussi sous la cloche contenant des vapeurs d'absinthe. Tous les deux eurent des attaques convulsives si violentes que ces deux animaux étaient comme lancés par d'énormes bonds vers le haut de la cloche.

Quelques-uns de ces animaux soumis à l'inhalation des vapeurs d'absinthe moururent, un des rats entre autres. On en fit l'autopsie. On trouva diverses lésions analogues à celles que nous avons décrites dans une précédente expérience. c'est-à-dire injection des mé-

1) Sainte-Anne. Leçons cliniques.

ninges, surtout au niveau du bulbe. Piqueté hémorrhagique dans la même région. Sang à odeur d'absinthe, etc.

Mais ce qu'il y avait de remarquable, c'est que chez
les animaux morts à la suite de l'inhalation des vapeurs d'absinthe, il y avait une congestion pulmonaire
très-marquée, beaucoup plus qu'elle ne l'est chez les
animaux morts à la suite de l'injection de l'essence dans
l'estomac, les veines et le tissu cellulaire.

§ 2. *Expériences faites avec l'essence d'absinthe mélangée à de l'alcool.*

EXPÉRIENCE I.

On donne à une chienne d'assez forte taille 5 gr. d'essence d'absinthe, à lquelle on ajoute 3 gr. d'alcool.

Au bout d'une heure et demie, l'animal donne des signes d'inquié-
tude. Il est comme terrifié. Il reste la tête basse, la queue entre les
jambes, le poil hérissé, la respiration un peu haletante, puis il est
pris de légères convulsions ou plutôt il a de petites secousses que l'on
peut comparer à des décharges électriques et qui lui font éprouver en
même temps un mouvement de recul. Les petites convulsions sont bientôt suivies d'une chute sur le flanc, avec convulsions tétaniques ou
toniques, les membres sont dans l'extension forcée avec rigidité, son
corps est comme courbé en arc. La gueule et les yeux sont grands ou-
verts. Des convulsions cloniques violentes succèdent aux précédentes,
les dents sont alors serrées, la gueule écumante, l'animal a des symptômes d'asphyxie, la respiration est rapide quoique très-pénible. Il
est complétement anesthésié. On peut le frapper, lui donner des coups
très-violents sans qu'il manifeste quoi que ce soit. Il reste quelque temps
dans cet état, puis revient à lui. Il est alors agité, bave beaucoup, puis
tout à coup se dresse comme en proie à des hallucinations terrifiantes,
les oreilles droites, le poil hérissé, les yeux très-brillants et injectés.
Il se met à aboyer et à gronder avec fureur, comme s'il avait devant
lui quelqu'un qui le menaçât, puis il est pris de mouvements fibrillaires auxquels succèdent bientôt de violents soubresauts, puis une nouvelle crise, présentant le même tableau que la précédente.

On note en outre que la pupille, d'abord très-dilatée, était ensuite fortement contractée ; il a eu également des battements de cœur très-violents. Pendant la seconde attaque il eut des évacuations alvines très-abondantes. Les attaques qui suivirent furent courtes et incomplètes.

Dans ce cas, l'alcool n'a joué qu'un rôle insignifiant, la dose était d'ailleurs très-faible, mais cette expérience est intéressante à cause des hallucinations terrifiantes qu'a eues l'animal.

Des expériences nombreuses (1) ont été faites egalement avec de l'essence d'absinthe mêlée *à de fortes doses* d'alcool.

Dans ces cas, les effets produits par l'essence d'absinthe ont été également observés, seulement ils se sont produits plus tard.

L'animal éprouvait d'abord les effets de l'ivresse alcoolique. Il commençait par avoir de la faiblesse des membres, du tremblement dans tout le corps, une démarche chancelante suivie d'une paralysie du train postérieur, enfin il tombait dans la résolution et le coma avec un abaissement de température de 2 à 3 degrés. Un peu plus tard, lorsqu'on approchait des narines du chien, on pouvait constater qu'elles exhalaient une forte odeur d'essence d'absinthe, ce qui indiquait son passage dans la circulation. Ce n'est qu'au bout de quelques heures que l'on voyait apparaître les premières secousses que nous avons relatées dans la période précursive de l'attaque, puis enfin venait l'attaque complète. La quantité d'alcool que l'on injectait dans l'estomac de ces chiens était de 60 grammes et la quantité d'essence d'absinthe était de 4 grammes.

(1) Gazette médicale, 1869, p. 62, et Gazette des hôpitaux, juillet, août, septembre 1869.

Dans un autre cas, on a procédé différemment. On fit avaler 70 grammes d'alcool à une chienne. Dès que l'animal tomba en résolution, on injecta dans une veine une petite quantité d'absinthe (5-10 centigr.).

Quelques minutes plus tard, le chien eut une attaque tout à fait analogue à celles que l'on observe lorsque l'essence d'absinthe est donnée seule, puis il retomba dans la résolution. Il n'eut pas d'autre attaque.

Il est probable que le premier fait, c'est-à-dire le retard observé dans la production des accidents produits par l'essence d'absinthe, est dû à ce que l'absorption et la digestion sont ralenties par l'alcool. En effet, M. Claude Bernard a démontré que l'alcool non-seulement empêche la digestion, mais l'arrête une fois qu'elle est commencée, en suspendant toutes les fonctions qui président à la chymification. Dans le deuxième cas, c'est-à-dire lorsqu'on injecte l'alcool dans l'estomac, et l'essence d'absinthe dans la veine, ce dernier agent n'a pas besoin de passer par le tube digestif pour entrer dans le torrent sanguin, l'essence y entre directement et peut ainsi exercer très-rapidement son action sur le système nerveux. C'est ce qui est arrivé dans ce cas seulement il y a un fait à noter, c'est qu'au lieu de voir se produire plusieurs attaques, il ne s'en est produit qu'une seule.

La physiologie expérimentale apprend en effet que l'alcool paralyse le pouvoir excito-moteur de la moelle (1). « En effet, si chez des animaux en état d'ivresse alcoolique on met la moelle épinière et les nerfs à nu, on peut irriter, piquer, broyer le tissu nerveux, et on verra

____

(1) M. Perrin, art. *Alcool*. Dict. encycl. des sciences médicales. t. II. p. 529 ; 1865.

alors que l'alcool abolit la sensibilité et la motricité des nerfs, ainsi que les propriétés excito-motrices de la moelle, en commençant par la queue de cheval pour aboutir, au moment de la mort, à la moelle allongée. »

Dans l'expérience que nous avons rapportée où l'on avait donné 5 grammes d'essence ajoutés à 3 grammes d'alcool, est-il possible d'admettre que cette petite quantité ait pu influer sur la marche des accidents? Le fait est qu'ils se produisirent seulement une heure et demie après l'injection des agents toxiques. Cependant ce retard peut tenir à une autre cause.

§ 3. *Expériences faites avec l'alcool donné seul.*

Expérience 1.

27 juin 1870. On injecte, au moyen d'une petite sonde uréthrale, 10 gr. d'àlcool des hôpitaux dans l'estomac d'un lapin.

Il est neuf heures et demie du matin. La température de l'animal est à ce moment de 37°,2.

L'animal reste d'abord tranquille, accroupi, comme hébété, pendant quelques minutes, puis il cherche à se lever pour se sauver, mais il ne peut que se traîner péniblement, il a le train postérieur comme paralysé, les pattes de derrière traînant sur le côté, il finit par tomber lourdement sur le flanc, il reste couché ainsi plongé dans un sommeil comateux, tous les membres sont en résolution, les mouvements respiratoires sont lents et réguliers. Au bout de deux heures, le coma est devenu très-profond. Quand on soulève l'animal, il retombe comme une masse inerte. Il n'a ni secousses ni tressaillements musculaires, absolument aucun mouvement convulsif. On peut le pincer, le tirailler, lui arracher les poils, il reste absolument insensible ; à onze heures trois-quarts, la température rectale est de 35°,1.

Il y a donc un abaissement considérable (2 degrés) de la température.

Nous nous bornons à rapporter cette expérience; nous en avons fait d'autres, le résultat a été le même, nous n'en donnons qu'une qui doit servir de terme de comparaison. Nous avons déjà cité les expériences dans lesquelles on avait fait exhaler à l'animal les vapeurs d'alcool. Les expériences sur les effets de l'alcool ont été faites depuis longtemps sur les animaux. Nous rappellerons celles de Demarquay et Duméril (1) (en 1848), celles de Ludger-Lallemand, Perrin et Duroy (2), qui ont étudié les effets obtenus sur les animaux auxquels on donnait des doses considérables d'alcool.

Voici ce que ces derniers observateurs ont observé : « Tout d'abord excitation générale, respiration et circulation activées, température accrue. Cette période est courte. Bientôt la démarche devient incertaine, titubante; les *membres postérieurs* se dérobent sous le corps, qui s'affaisse, et perdent toute faculté de mouvement, pendant que les membres antérieurs s'agitent encore ; la *résolution commence toujours par le train postérieur*, elle s'étend ensuite à l'antérieur et frappe successivement le reste du système musculaire.

« L'animal reste couché sur le flanc, comme une masse inerte, on n'aperçoit plus d'autres mouvements que ceux de la respiration et quelques contractions des paupières et des lèvres. La *sensibilité* s'émousse graduellement, les conjonctives deviennent peu à peu insensibles, les pupilles se dilatent. L'animal semble dormir d'un sommeil profond. L'*anesthésie* et la résolution musculaire sont complètes. L'irritation des centres nerveux et des faisceaux postérieurs de la moelle ne provoque aucun mouvement. Des modifications parallèles s'ob-

(1) Duméril et Demarquay. Recherches expérimentales sur les modifications imposées à la température animale par l'éther et le chloroforme, 1868 ; Archives de médecine.

(2) Lallemand, Perrin et Duroy, 1860. Du rôle des alcools et des anesthésiques dans l'organisme. (Cités par A. Fournier, art. *Alcoolisme ;* Dict. méd. et de chir. pratiques, p. 630, 1864.)

servent dans les fonctions de la vie organique. La respiration est d'abord régulièrement accélérée, elle se précipite pendant la période de résolution, mais avec irrégularités, saccades et stertor; plus tard, elle se ralentit et devient exclusivement diaphragmatique; enfin, de plus en plus rare et laborieuse, elle finit par se suspendre. Les mouvements de la *circulation* présentent une même série ascendante et descendante. Les pulsations artérielles, d'abord larges et pleines, deviennent petites, irrégulières, puis cessent peu à peu; plus tard les battements du cœur cessent aussi. C'est un fait constant, le cœur est l'*ultimum moriens*. La température s'élève d'abord un peu, puis s'abaisse ensuite, et un refridoissement progressif marque les phases avancées de l'intoxication. La mort succède à ces désordres dans un temps variable.

« Si l'animal ne meurt pas, c'est la sensibilité qui se rétablit la première. L'irritabilité de la conjonctive reparaît d'abord, puis la sensibilité des lèvres et des narines, le reste de la peau semble encore insensible. Les muscles restent impuissants. Les uns ne se réveillent qu'au bout de trente ou quarante minutes. Si on appelle l'animal, il relève la tête, mais ne peut encore mouvoir ses membres.

« Ce n'est que le lendemain qu'il recouvre l'intelligence et la faculté des mouvements. Il chancelle encore cependant. Il est triste, refuse de manger, a une soif ardente, ce n'est qu'après un nouvel intervalle de vingt-quatre heures que le refroidissement est complet. »

A propos de la température, Duméril et Demarquay avaient noté cet abaissement si considérable; ils citent un abaissement de température de 9°,1 (la dose d'alcool donnée était de 125 gr.). Nous en avons noté plusieurs de 2, 3, 4 degrés. Nous verrons le même fait se produire chez l'homme.

Ce qui précède se rapporte aux phénomènes observés sur les animaux intoxiqués d'une façon aiguë (ivresse). Voyons ce qui se passe lorsqu'on soumet les animaux à l'*action prolongée de l'alcool* (1) (intoxication chronique. Magnan). On observe après chaque nouvelle dose les phénomènes de l'ivresse ordinaire, tels que nous venons de les décrire.

Expérience 1.

On donne à un chien de 2 ans et demi (poids 16 kilog.) une dose progressive d'alcool. Le premier jour il en prend 8 gr., le lendemain on augmente la dose de façon à arriver à 60 gr. le dixième jour. Le onzième jour on laissait reposer l'animal, puis on lui donnait de nouveau de l'alcool pendant dix jours, et ainsi de suite. Après chaque dose quotidienne, huit ou quinze minutes après l'injection de l'alcool, l'animal s'affaisse, tombe en résolution avec relâchement complet des sphincters et reste dans le coma pendant deux ou trois heures.

Durant le premier mois on peut constater que l'animal après le réveil revenait assez vite à l'état normal, plus tard, c'est à partir du second mois, il conserve de l'hébétude.

Depuis la même époque, l'animal présente en outre un phénomène curieux : c'était un tremblement tout à fait analogue à celui qui se présente chez l'homme et qui précède le delirium tremens. Le tremblement était d'abord accusé dans les membres, puis ensuite a gagné les muscles du tronc et du cou, mais seulement dans la dernière période de la vie.

Lorsque au bout de quelques semaines on porte subitement la dose, de 60 gr. à 70 gr. et 75 gr., l'animal a des accidents plus intenses (coma plus profond, plus prolongé, tremblement plus marqué avec de petits mouvements brusques de la tête.

Il est probable que la petite quantité d'alcool surajoutée suffisait pour amener des accidents plus intenses, parce que l'animal était saturé d'alcool et qu'alors une petite dose en plus produisait des effets nullement pro-

(1) Gaz. des hôp., juillet 1069, p. 323, et Gaz. méd., 30 janvier 1869, p. 60.

portionnés à la petite quantité additionnelle. Une *fistule stomacale* avait été établie avec canule à demeure, ce
qui permit d'observer un fait très-intéressant à savoir :
que, au bout d'un mois, l'estomac était rempli de mucosités, et que lorsqu'on débouchait la canule, il s'échap-
pait un liquide clair, visqueux, très-abondant, comme
dans la *pituite blanche* des ivrognes.

Ces expériences ont été répétées, les résultats en ont
été analogues, quelques-uns de ces animaux sont
morts ; nous verrons plus loin quels sont les lésions
anatomiques qui ont été trouvées à l'autopsie.

§ 4. *Expériences comparatives faites avec les essences d'anis,
de mélisse, de menthe, de fenouil, d'origan, de badiane,
d'angélique et de calamus aromaticus.*

EXPÉRIENCE I.

19 juin 1870. On donne à un chien de forte taille 16 grammes
d'essence d'anis. Au bout d'une heure, il ne s'est encore produit que
peu de chose, l'animal est un peu agité, c'est qu'il va et vient, se couche dans un coin puis se relève promptement, il urine plusieurs fois.
Son urine a l'odeur d'essence d'anis. Ce sont là tous les accidents qui se
produisirent. On voit donc ici que malgré la forte dose employée, les
effets en furent presque nuls.

Il en fut exactement de même avec les autres essences, entre autres avec celle de badiane, d'angélique, de
mélisse, de fenouil, de menthe, d'origan, de calamus
aromaticus.

On constata plusieurs fois ces mêmes faits à propos
d'expériences faites sur de nombreux animaux, pendant
les leçons cliniques de M. Magnan, en 1868 et 1869 (1).
Dans une de ces expériences, la dose fut portée à 20 et
même à 22 gr., sans provoquer d'autres accidents.

(1) Gaz des hôp., juillet 1864, p. 832.

Pour toutes ces essences, on constate un peu d'agitation, d'excitation, de l'accélération du pouls, une odeur particulière de l'exhalation pulmonaire (odeur de l'essence ingérée) et des selles. Cette odeur persistait pendant quelques heures, parfois pendant vingt-quatre ou quarante-huit heures.

L'essence de fenouil a une action un peu plus marquée, elle provoque de la salivation, un peu de larmoiement, elle paraît donc un peu plus irritante.

Mais *jamais*, avec aucune de ces essences, il n'y eut ni *attaques*, ni *convulsions épileptiques* ou *épileptiformes*.

Dernièrement (1871) j'ai répété ces expériences sur une chienne de taille moyenne. J'ai expérimenté encore l'essence d'anis, de menthe et de mélisse (c'est-à-dire celles qui entrent le plus souvent dans la composition de la liqueur d'absinthe). Je n'ai jamais pu obtenir d'autres phénomènes que ceux déjà indiqués.

§ 5. *De l'élimination de l'essence d'absinthe et de l'alcool par le lait.*

Parmi les voies d'*élimination* de l'essence d'absinthe, il en est une qui est signalée pour cette essence (comme pour d'autres, du reste : anis, mélisse, huile volatile des crucifères, etc.); nous voulons parler du lait.

A propos de l'absinthe, M. Gubler (1) dit ceci : « Le lait en devient amer, il cause du malaise au nourisson. »

J'ai eu l'idée de faire avaler à des animaux allaitant leurs petits, de faibles doses d'essence d'absinthe (1 gr., 1 gr. 50), mêlées à une petite quantité d'aliments, de

---

(1) Commentaires thérapeutiques du *Codex medicamentarius*, p. 2, 1868.

façon à ne procurer à la mère que de petites secousses, sans produire d'attaques et sans courir le risque de la tuer, ou peut-être de supprimer la lactation.

Il aurait été curieux de savoir si les petits auraient eu soit des attaques, soit les phénomènes précurseurs (petites secousses, convulsions partielles des muscles).

Il y a cependant une cause d'erreur possible et qui rend l'expérience plus difficile ; c'est que l'essence d'absinthe s'élimine très-rapidement par toutes les voies respiratoires, poumons, peau, etc. Elle s'élimine avec tant d'activité que, dans le local où se trouve l'animal, on sent partout cette odeur si pénétrante de l'essence d'absinthe, odeur qui ne ressemble à aucune autre et qu'il est impossible de méconnaître, pour peu qu'on l'ait sentie une fois. Il aurait pu se faire alors que les petits eussent absorbés eux-mêmes, par les poumons, les vapeurs répandues dans l'air et qu'on eût alors attribué faussement au lait de la mère un effet produit par une cause de nature différente.

Je voulais expérimenter sur une chienne, sur des femelles de lapins. Je m'étais procuré une chienne avec ses petits, âgés de 8 jours ; l'animal mourut avant que je pusse commencer les expériences.

Dès lors, les événements m'empêchèrent de continuer mes expériences. J'espère pouvoir les reprendre, mais j'ai pensé qu'il y aurait intérêt à les signaler dès à présent.

M. Magnan a fait prendre à une chienne qui allaitait des petits âgés de 15 jours des doses d'alcool assez considérables pour provoquer le sommeil comateux. Le lait, examiné dans ces conditions, n'a rien donné à l'analyse. D'autre part, l'allaitement pendant l'ivresse n'a produit aucun accident sur les petits.

CHAPITRE III.

CONSIDÉRATIONS GÉNÉRALES SUR L'ACTION DE L'ESSENCE
D'ABSINTHE ET DE L'ALCOOL SUR LES ANIMAUX.

Dans les chapitres précédents, nous avons relaté les expériences destinées à examiner les éléments principaux qui composent la liqueur d'absinthe (alcool, essences d'absinthe, d'anis, de mélisse, de menthe, etc.).

Lors des premières expériences et tout à fait au début, M. Marcé fit, comme nous l'avons dit, une communication à l'Académie des sciences, et il s'exprime comme suit :

«Des nuances symptomatiques très-accusées séparent l'intoxication alcoolique simple de l'intoxication à l'aide de la liqueur d'absinthe.

« Chez ceux qui font abus de ce dernier poison, on voit prédominer la stupeur, l'hébétude, les hallucinations terrifiantes, et l'affaiblissement intellectuel arrive avec une extrême rapidité.

« Ces différences cliniques me permettent de supposer que l'absinthe exerce par elle-même une action spéciale. Afin de vérifier cette hypothèse, j'ai cherché à isoler, à l'aide d'expériences sur les animaux, les effets toxiques dus à l'absinthe de ceux qui dépendent de l'alcoolisme. Or des faits déjà assez nombreux, observés sur des chiens auxquels on a fait avaler de l'essence d'absinthe pure, ne laissent aucun doute sur l'action toxique de cette dernière substance. L'essence d'absinthe, à la dose de 2 ou 3 grammes, détermine du tremblement, de la stupeur, de l'hébétude, de l'insensibilité et toutes les apparences d'une terreur profonde. A dose plus élevée, 3 à 8 grammes, elle amène des convulsions cloniques, épileptiformes, avec évacuations involontaires, écume aux lèvres et respiration stertoreuse. Ces accidents sont passagers et n'entraînent pas la mort. »

Cette note contient plusieurs inexactitudes, mais M. Marcé n'avait pu que commencer avec M. Magnan quelques expériences, quand sa mort est venue si malheureusement interrompre une carrière si bien remplie et si pleine d'espérances.

Nous allons voir comment il faut rectifier ce passage et quels sont les résultats positifs obtenus aujourd'hui.

Dans ce but, nous allons retracer d'une manière générale le tableau des accidents qui se produisent chez les animaux soumis à l'influence directe de l'essence d'absinthe. Nous verrons que l'on peut de suite les diviser en deux classes : en troubles *physiques*, c'est-à-dire de la motilité et de la sensibilité, et en troubles *psychiques*, intellectuels et sensoriaux.

Lorsqu'on ne donne à un animal que de faibles doses d'essence d'absinthe ou, ce qui revient au même, lorsqu'il n'en absorbe qu'une petite quantité, voici ce qu'on observe :

L'animal est d'abord inquiet, agité, ne peut rester en place, se relève pour se coucher de nouveau, va et vient, quelquefois il a une ou plusieurs selles assez abondantes; urine plusieurs fois. Il y a donc là une *première période* d'excitation générale, qui probablement porte sur tout l'ensemble du système nerveux.

Elle produit d'abord l'excitation cérébrale; ensuite, par action directe sur les nerfs des appareils digestifs ou urinaires, elle amène une hypersécrétion et le besoin d'uriner. Il ne faut pas confondre ces faits avec les évacuations involontaires qui se produisent pendant les grandes attaques.

Déjà pendant cette première période, on peut remarquer quelques petits mouvements fibrillaires des muscles de la face, quelquefois des oreilles. Ce sont de toutes petites secousses, comparables à de petites décharges électriques ; peu à peu ces secousses s'étendent aux muscles du tronc des membres.

Elles deviennent des soubresauts, comme si l'on exposait alors l'animal à la décharge d'une forte batterie électrique. Ces secousses, plus violentes, font exécuter à l'animal tantôt un mouvement de recul prononcé, d'autres fois, il est comme projeté en avant, la tête est animée de mouvements brusques, répétés et très-rapides, d'avant en arrière. L'animal se couche à terre, il cherche à échapper à cette impulsion en se roidissant. En même temps, la respiration devient haletante, l'animal laisse écouler une salive abondante, et il exhale par la bouche une forte odeur d'essence d'absinthe ; s'il urine ou s'il a des selles, ses matières ont la même odeur.

Avec de faibles doses, les troubles de la motilité s'arrêtent là. Dans beaucoup de cas, on remarque une susceptibilité sensoriale excessive. L'animal manifeste une grande frayeur ; au moindre bruit et pour peu qu'on frappe légèrement dans les mains, on le voit sauter de côté, et les petites convulsions deviennent plus fortes (voir Exp. I, III, V, VIII).

Pendant tout ce temps-là, l'animal n'a pas perdu sa sensibilité, au moins, dans la plupart des cas, il n'y a pas d'anesthésie, il y a plutôt de l'hyperesthésie. Il y a lieu de s'étonner que M. Meynier (1) n'ait constaté, dans

(1) Meynier. De l'action toxique de quelques essences ; thèse de Paris, 1859.

ses expériences, que de l'anesthésie comme seul symptôme. Dans la plupart des cas, nous avons noté le contraire, toutes les fois que l'on n'arrivait pas à l'attaque véritable, car alors l'anesthésie était complète.

M. Magnan a noté, dans ses expériences, un fait intéressant qui s'est produit quelquefois. L'animal a de petites secousses, va et vient, puis s'arrête, reste immobile, le museau serré, la queue basse, comme s'il était tout d'un coup frappé de stupeur; il reste pendant quelques secondes, puis revient tout d'un coup à son état normal. J'ai été témoin deux ou trois fois de faits de ce genre, dans les expériences faites au bureau d'admission (Saint-Anne).

On peut comparer cela au petit mal épileptique, à l'absence ou vertige épileptique (Magnan).

Du reste, ce qui se produit avec ces faibles doses se retrouve avec les doses plus fortes, seulement c'est alors une période qui précède les grandes attaques; on pourrait l'appeler *période précursive, initiale* ou *prodromique*.

A celle-ci, succède, lorsqu'on a donné des doses de 4 à 6 grammes, une période que l'on peut désigner sous le nom de *période de convulsions et d'asphyxie*. L'animal tombe brusquement sur le côté, tout son corps est pris de convulsions toniques, ses membres se raidissent, sont dans l'extension forcée, les doigts fortement écartés (chez les chats, les griffes sont complétement sorties), le corps est comme soulevé, courbé en forme d'arc, les mâchoires sont, le plus souvent, violemment serrées; il y a un véritable trismus; d'autres fois, au contraire, la gueule est grande ouverte, les pupilles sont d'abord contractées, puis fortement dilatées; la respiration est pénible.

A ces convulsions toniques succèdent bientôt les convulsions cloniques; les membres sont agités de mouvements de va-et-vient très-rapides d'avant en arrière, avec alternatives de flexion et d'extension. Les muscles du tronc et du cou s'agitent violemment, les mâchoires ne sont plus serrées, mais elles claquent l'une contre l'autre ; par la gueule s'écoule une bave très-abondante, mousseuse, quelquefois sanguinolente, c'est qu'alors il y a eu *morsure de la langue* (voy. Exp. IV et Exp. par inhalation). La respiration est très-rapide, stertoreuse, haletante, par convulsion des muscles du thorax. Il y a aussi des alternatives de contraction et de relâchement des sphincters, qui amènent des évacuations involontaires d'urine, de matières fécales, quelquefois de sperme.

C'est donc bien une véritable période de convulsions et d'asphyxie.

Peu à peu les convulsions cessent et font place à une sorte d'état d'accalmie, de repos. Tantôt l'animal est plongé dans un état comateux, tantôt il est simplement insensible et comme hébété, puis peu à peu, il revient à lui ; au bout d'un temps plus ou moins long, il reprend son habitus normal.

C'est la *période de repos* ou *période de retour*.

Pendant toute la durée de l'attaque, la perte de connaissance est complète, cela va sans dire ; les animaux sont également complétement *anesthésiés;* on peut les pincer, les tirailler, arracher des plumes aux oiseaux, sans qu'ils manifestent quoi que ce soit.

Nous avons pris pour type l'attaque chez le chien. Les faits observés sont les mêmes chez tous les animaux. Chez les oiseaux, par exemple, l'extension des ailes avec les plumes écartées se voit pendant les convulsions toniques, tandis que les convulsions cloniques se traduisent par un battement d'ailes assez accentué. Nous avons noté une fois un mouvement giratoire au lieu des mouvements d'avant en arrière ; mais ce sont toujours des faits du même ordre.

Quelquefois, mais c'est très-rare, il n'y a qu'une seule attaque, le plus souvent la première est suivie de 2, 3, 4 ou quelquefois 10 ou 12 attaques semblables à la première. Cependant lorsqu'elles deviennent très-nombreuses, l'intervalle qui les sépare devient de plus en plus court, elles sont quelquefois subintrantes. Cela arrive surtout dans les expériences par inhalation et par injection dans les veines ou le tissu cellulaire sous-cutané.

Elles ne sont plus alors aussi nettes, il devient difficile de distinguer les périodes de l'attaque, ce sont des convulsions continuelles. Il arrive souvent que l'animal meurt dans ces convulsions.

Les variations de température sont nulles ou insignifiantes, il n'y a évidemment pas de chaleur accumulée, puisqu'il y a beaucoup de mouvement produit. Nous l'avons d'ailleurs constaté à plusieurs reprises (voy. Exp. III et VIII).

Quant aux phénomènes sensoriaux et intellectuels nous avons déjà mentionné l'état d'excitation de la période initiale ou prodromique, l'agitation continuelle, le besoin d'aller et de venir ; nous avons constaté aussi la grande susceptibilité sensorielle qui faisait tressaillir l'animal au moindre bruit, en lui causant une frayeur excessive. Mais le fait le plus curieux à noter, ce sont les *hallucinations* qui se produisent dans l'intervalle des attaques. On voit chez les chiens, p. ex., l'animal se relever tout d'un coup, le poil hérissé, les yeux injectés, brillants, saillants, fixés sur des objets imaginaires contre lesquels il gronde ; puis il aboie avec fureur en cherchant à s'élancer de ce côté lors même qu'il n'y a rien devant lui, que personne ne le menace ni ne le touche, il cherche à mordre dans l'espace, comme pour saisir ces objets ou se défendre contre l'ennemi qu'il croit voir devant lui. Il se calme et recommence tout d'un coup à aboyer avec une fureur extrême. Lorsqu'on l'appelle il ne répond pas et bientôt il est plus tranquille, se rassied en grondant encore un peu, puis une nouvelle attaque le reprend, ou bien il revient peu à peu à son état normal. Alors on peut l'appeler, il tourne la tête de ce côté et remue la queue. Il cherche à venir auprès de son maître ou de son gardien, mais il éprouve de la peine à marcher, il est encore hébété, stupéfié. (voir Exp. III et Exp. par l'alcool et l'essence).

Ce sont là de véritables hallucinations comme on en retrouve dans la pathologie humaine : dans les accès de délire fébrile ou maniaque et dans l'épilepsie.

Quant à contester qu'un animal puisse avoir des hallucinations, cela nous semble inadmissible. Il suffit d'avoir observé un chien pour être convaincu qu'il peut penser, raisonner dans une certaine mesure, avoir des rêves, et que par conséquent il peut avoir des idées délirantes ou des hallucinations.

D'après tout ce que nous venons de dire, il est facile de voir que la note de M. Marcé contenait quelques erreurs. En effet avec de faibles doses, il n'y a pas tremblement, stupeur, hébétude, insensibilité, mais de petites secousses brusques bien différentes du tremblement. Au lieu de stupeur et d'hébétude, c'est excitation qu'il faut dire, de même que nous avons vu qu'à cette période il y a bien plutôt hyperesthésie qu'anesthésie. Enfin à doses plus élevées et déjà à partir de 3 grammes il y a bien des convulsions cloniques, mais qui sont précédées de convulsions toniques. Ce sont des attaques non pas *épileptiformes*, mais *épileptiques franches*, complètes.

Enfin M. Marcé se trompe en disant que ces accidents n'entraînent pas la mort. Au contraire, la mort sans être fréquente n'est pas rare. Nous en avons rapporté plusieurs exemples.

Il importait de rectifier cette note qui a été reproduite à plusieurs reprises et donnerait une idée fausse des résultats obtenus. Lorsque nous nous occuperons de la partie clinique de cette étude, nous verrons que nous aurons également quelques rectifications à faire. Il serait injuste, toutefois, d'oublier que cette note a été publiée tout à fait au début des expériences et que par conséquent les erreurs étaient beaucoup plus faciles.

Lorsque la mort a lieu à la suite des accès, voici quelles sont les *lésions anatomiques :*

On remarque une injection très-marquée de la pie-mère, quelquefois il y a de l'infiltration sanguine et même de petites hémorrhagies. Cette hyperémie est assez prononcée à la surface convexe des hémisphères, avec rougeur très-vive dans certaines places. Les veines sont turgescentes, les petits vaisseaux présentent de petites dilatations variqueuses qui sont parfois de la grosseur d'une tête d'épingle. Mais c'est surtout à la région bulbaire que l'on remarque cette injection. Elle est extrêmement marquée, il n'est pas rare d'y rencontrer des plaques d'infiltration sanguine, le piqueté des vaisseaux (dilatation) y est beaucoup plus net. Dans l'autopsie que nous avons rapportée en détail (Exp. II) on avait noté des plaques d'infiltration sanguine en plusieurs endroits, mais les lésions les plus nettes existaient bien à la région bulbo-cerviale.

Lorsqu'on pratique des coupes du cerveau, de la moelle, on ne trouve qu'une injection légère et générale sans foyers hémorrhagiques. Dans les autres organes on retrouve également cette même hyperémie. Nous avons noté le même pointillé ecchymotique à la surface du péricarde, des reins, du foie, nous en avons vu un exemple très-remarquable sur le thymus d'un chien (Exp. II). Les poumons sont également le siége d'une congestion manifeste, mais qui devient très-intense lorsque l'animal a été soumis à l'inhalation des vapeurs absinthiques. La muqueuse pulmonaire a été dans ce cas la porte d'entrée et la porte de sortie des vapeurs toxiques, l'effet produit a donc été double. La muqueuse stomacale et la muqueuse intestinale sont souvent légèrement injectées.

Le sang est très-diffluent, noir ; il exhale une forte odeur d'essence d'absinthe, comme tous les organes. Comme cette odeur est extrêmement pénétrante et que dans l'endroit où l'on expérimente, l'atmosphère en est imprégné, on pourrait penser que l'on attribue l'odeur répandue dans l'air aux organes que l'on examine. Pour se mettre à l'abri de cette erreur, il suffit de les transporter dans une autre salle et de les faire sentir par des personnes qui n'assistaient pas à l'autopsie.

Il n'y a pas alors de doute possible.

En résumé, hyperémie générale de tous les organes avec prédominance de l'injection dans la région bulbo-cervicale, telles sont les principales lésions que l'on trouve dans l'intoxication absinthique *aiguë*.

Quel est le nom que l'on doit donner à tous ces accidents produits par l'intoxication absinthique? Pour nous ce n'est pas douteux, c'est de l'*épilepsie*, que l'on pourra nommer, pour la bien caractériser, *épilepsie absinthique* (Magnan). Il nous semble à peine nécessaire de défendre

— 42 —

cette idée. En effet, d'après le tableau que nous en avons tracé, il nous paraît difficile de ne pas reconnaître dans les périodes que nous avons établies, les 4 stades de l'attaque ordinaire d'épilepsie. Ces quatre stades sont admis d'après Beau et reproduits dans les ouvrages classiques, entre autres dans l'excellent livre de M. le professeur Axenfeld sur les *névroses*.

Ces quatre stades sont les suivants :

1er stade. Etat tétanique

2e — Convulsions cloniques.

3° — Stade de ronflement.

4e — Stade de retour de la sensibilité et de l'intelligence.

Dans notre description des accidents absinthiques nous avons établi trois grandes périodes : une *période précursive initiale* ou *prodromique*, une deuxième de *convulsions* et *d'asphyxie*, une troisième de *retour à l'état normal*. Dans le fait, la division est très-peu différente.

La première période peut manquer, ou constitue simplement une période préparatoire, c'est quelquefois une attaque avortée, elle correspond à l'aura, c'est-à-dire aux prodromes prochains de l'attaque ordinaire (sensation insolite de chatouillement, de chaleur dans un point, petites secousses, tressaillement, etc.).

La deuxième période correspond au stade d'état tétanique et au stade de convulsions cloniques avec la suffocation et l'asphyxie diminuant à mesure qu'on approche des deux autres stades, celui de ronflement et celui de retour à la sensibilité et à l'intelligence, que nous avons réunis ensemble sous le nom de *période de retour à l'état normal*.

Nous pensons que ce que nous venons de dire suffira à établir l'analogie contre une attaque complète d'épilepsie ordinaire et une attaque d'épilepsie absinthique.

D'ailleurs à côté de ces phénomènes nous retrouvons bien d'autres accidents qui établissent d'une façon saisissante l'analogie qui existe entre les deux états, dont les manifestations sont identiques, bien que la cause soit différente.

Nous avons vu les attaques incomplètes, les attaques subintrantes; mais, ce qui est beaucoup plus important, nous avons également constaté un état particulier qui rappelle tout à fait l'absence ou vertige épileptique, qu'il soit isolé ou accompagné de petites convulsions.

C'est donc avec une parfaite justesse que l'on a donné aux accidents produits par l'essence d'absinthe, le nom d'*épilepsie absinthique*, titre que nous verrons encore justifié par les phénomènes cliniques.

On pourrait encore établir la comparaison avec les formes convulsives de l'intoxication saturnine et les phénomènes éclamptiques de l'albuminurie qui sont également absolument semblables aux convulsions épileptiques, mais nous ne pouvons que constater l'analogie des manifestations extérieures.

En effet, pour les dernières surtout, la pathogénie en est encore fort obscure, depuis qu'on a été obligé de reconnaître que les théories qui faisaient de l'urée ou du carbonate d'ammoniaque les agents producteurs des convulsions étaient inexactes et insuffisantes à expliquer les principaux accidents (1).

Maintenant, si nous demandons *comment agit* l'essence d'absinthe sur le système nerveux pour produire les attaques, nous nous trouvons d'abord en présence de plusieurs faits.

______

(1) Gubler. art. *Albuminurie*. Dict. encycl. des sciences médicales.

1° Les lésions que l'on trouve à l'autopsie sont particulièrement prononcées au niveau de la région bulbocervicale.

2° Les méninges (pie-mère) et la substance grise du cerveau sont le siége d'une hyperémie très-manifeste.

3° L'essence d'absinthe, par sa rapide diffusion dans tout le système vasculaire, pénètre très-rapidement dans tous les organes et peut avoir en premier lieu une influence très-marquée sur les centres nerveux et ensuite sur les nerfs de toutes les régions.

On est d'accord généralement pour admettre aujourd'hui que le point de départ des convulsions de l'épilepsie est le bulbe rachidien. Nous n'entreprendrons pas ici de rapporter toutes les opinions diverses émises à ce sujet (Marschal-Hall, Radcliffe, Kussmaul et Tenner, Foville, J. Falret, Schrœder van der Kolk, Axenfeld).

Nous dirons simplement que vu la prédominance toute particulière et constante des lésions les plus prononcées dans la région bulbo-cervicale, nous pensons qu'il y a une excitation directe et très-forte produite par l'action très-irritante de l'essence d'absinthe sur le système cérébro-spinal, mais particulièrement sur le bulbe. C'est une action *directe*.

Nous avons vu, d'autre part, que les animaux auxquels on avait enlevé les lobes cérébraux n'en avaient pas moins des convulsions très-complètes ; les convulsions ne seraient donc pas sous la dépendance du cerveau.

Quant au cerveau, il est probable aussi que l'excitation directe produite sur le grand sympathique par l'essence d'absinthe, amène la contraction des vaisseaux de l'encéphale, de là perte de connaissance et chute. Cette contraction est suivie de relâchement et de dilata-

tion, lorsque l'excitation nerveuse diminue, puis survient
de nouveau du resserrement. La dilatation des vaisseaux serait toujours l'état que l'on retrouve dans la
dernière phase de l'attaque, c'est-à-dire dans l'état de
repos. De là l'état turgescent des veines, les dilatations
vasculaires, les points ecchymotiques, les suffusions
sanguines.

En outre, il se peut très-bien que, par suite de la
diffusion de l'agent irritant dans tous les organes, il y
ait en outre une action *réflexe* produite par l'irritation
des nerfs périphériques, irritation qui se transmet au
bulbe et se traduit en convulsions.

Il y aurait donc une action principale, directe, sur le
bulbe, augmentée d'une action réflexe secondaire provenant des nerfs périphériques.

L'hyperémie du cerveau nous montre qu'il joue égale-
lement un rôle. Mais ce n'est pas dans l'attaque convulsive, puisque les convulsions se produisent lors même
que le cerveau a été enlevé, c'est dans la production
des phénomènes intellectuels et sensoriaux (hallucinations, vertiges). C'est probablement la substance grise
qui en est l'organe producteur. Il y a une sorte d'alter-
nance entre l'action du cerveau et celle du bulbe et de
la moelle.

Le bulbe entre en jeu d'abord et produit l'attaque
convulsive, puis le cerveau fonctionne anormalement
et produit les troubles psychiques et sensoriaux. Il s'é-
puise à son tour, puis les attaques recommencent, et
ainsi de suite.

Quant aux accidents observés chez les animaux, à la
suite de l'*intoxication alcoolique aiguë*, nous avons relaté
plusieurs expériences et cité les résultats obtenus par
Demarquay, par Lallemand, Perrier et Duroy, etc.

Une courte période d'excitation avec élévation de la température d'abord, puis des troubles importants de l'appareil de la locomotion, commençant par une faiblesse des membres postérieurs, devenant ensuite une vraie paraplégie momentanée, résolution complète de tout l'appareil musculaire, anesthésie, sommeil comateux avec un abaissement considérable de la température (jusqu'à 4° et même 9°), mais *jamais de convulsions*, tels sont en résumé les principaux symptômes que présentent les animaux intoxiqués par une forte dose d'alcool donnée en une fois.

Nous avons vu que chez les animaux soumis à l'*intoxication alcoolique chronique*, on observe à chaque dose quotidienne les effets de l'intoxication alcoolique aiguë, mais qu'au bout d'un temps variable, il se manifestait d'autres symptômes, tels qu'un tremblement, qui ne se remarquait d'abord que dans les membres, puis se généralisait successivement à tout le système musculaire. On notait également des troubles gastriques, inappétence, accumulation considérable dans l'estomac de mucosités et d'un liquide clair, filant, visqueux (pituite), — on pouvait le constater au moyen d'une fistule stomacale (avec canule à demeure); — état habituel d'hébétude, prédisposition particulière aux maladies causées par le froid (ces animaux meurent souvent d'une pneumonie), etc.

Lésions anatomiques. — A. Dans l'*intoxication alcoolique aiguë*, les méninges sont injectées, les vaisseaux de la pie-mère sont dilatés, turgescents, remplis d'un sang noir; on trouve parfois de petites infiltrations sanguines dans la pie-mère, des suffusions sanguines à la base du cervelet (Flourens). Très-rarement on trouve de véritables hémorrhagies méningées. Ce

caractère se retrouve infiniment plus souvent chez
l'homme. Tardieu (1) l'a constaté 2 fois sur 7 autop-
sies.

Lallemand, Perrin et Duroy ne l'ont pas rencontré
dans leurs expériences sur les animaux.

La substance cérébrale grise, soit corticale, soit cen-
trale, est également le siége d'une injection assez manifeste. Elle est d'une teinte rosée, quelquefois très-fon-
cée, sur laquelle se détachent de petits points noirs, formant un piqueté très-fin, parfois assez serré. Au moment où l'on vient de pratiquer une coupe, on voit
sortir du sang en gouttelettes très-fines. La substance
blanche est également injectée, piquetée. On a trouvé
quelquefois de la sérosité épanchée, soit dans les ven-
tricules, soit dans les méninges.

Les lésions de la région bulbo-cervicale ne sont pas
plus prononcées que celles des autres régions. Nous
avons vu, au contraire, que chez les animaux morts à
la suite des attaques produites par l'essence d'absinthe,
la région bulbo-cervicale était le siége principal des lésions (hyperémie, hémorrhagies ponctuées, suffusions
sanguines).

Quant aux lésions cérébrales proprement dites, elles
se ressemblent dans les deux cas, les phénomènes intellectuels sont d'ailleurs peu différents.

Dans les autres organes, on retrouve également de
la congestion et de l'hyperémie ; on trouve la muqueuse
de l'estomac injectée d'une teinte souvent rouge vif,
plus prononcée qu'on ne la rencontre dans l'intoxication
absinthique aiguë ; on y trouve aussi de petites taches
ecchymotiques, quelquefois de petites hémorrhagies qui

____

(1) Annales d'hyg. publique et de méd. légale, t. LXIX, p. 290.

ont leur siége dans l'épaisseur ou au-dessous de la muqueuse stomacale. Leudet a décrit chez l'homme des ulcères et abcès sous-muqueux. On retrouve aussi chez l'animal de petites ulcérations recouvertes de caillots noirâtres (Magnan). D'autres fois encore, on ne trouve aucune lésion dans l'estomac, ni dans aucun point du tube digestif.

Cependant il n'est pas rare de rencontrer dans le duodénum et dans le commencement du jéjunum un peu de rougeur de la muqueuse, parfois des sugillations avec pointillé ecchymotique. Il est d'ailleurs fort possible que dans beaucoup de cas, lorsqu'il n'y a que de la rougeur des muqueuses gastriques et intestinales, avec de la turgescence de leurs vaisseaux, cet aspect ne soit dû qu'au travail de la digestion ; mais lorsqu'il y a des taches ecchymotiques dans l'épaisseur de ces membranes, le doute n'est plus permis.

Le cœur, surtout les cavités droites, sont souvent remplies d'un sang noir, assez épais, coagulé. On retrouve la même chose dans les grosses veines, surtout dans la veine porte. On peut noter aussi un peu de congestion du foie, de la rate et des reins. Le foie est surtout congestionné lorsqu'on a fait avaler à l'animal de fortes doses d'alcool, parce qu'il y est porté alors directement par la veine porte. Les poumons sont également le siége d'une congestion quelquefois très-intense, par exemple lorsque l'animal a été soumis aux inhalations de vapeurs d'alcool. Nous avons déjà cité le même fait, à propos des vapeurs d'absinthe.

Cette congestion pulmonaire peut aller jusqu'à l'hémorrhagie. On trouve alors des points disséminés d'apoplexie pulmonaire. Ce fait est encore plus fréquent chez l'homme.

Habituellement, les poumons ont une teinte rouge foncé, presque noire. A la pression, ils sont crépitants. Il s'en écoule une sérosité rougeâtre. Jetés dans l'eau, ils surnagent. On retrouve également l'alcool en nature dans les différents organes. On les distille, et si le liquide obtenu contient de l'alcool, celui-ci est reconnaissable à plusieurs caractères :

1° Le liquide obtenu brûlera avec une flamme bleuâtre peu éclairante, tout à fait semblable à celle de l'alcool vinique.

2° Si on ajoute à ce liquide une certaine quantité de la liqueur d'épreuve (acide sulfurique, 30 parties ; bichromate de potasse, 1 partie), on obtient, s'il y a de l'alcool, une belle coloration d'un vert-émeraude.

3° L'odeur du liquide est aussi celle de l'alcool, et même on reconnaît parfaitement la variété d'alcool ou de liqueur absorbée, par exemple, le kirsch.

Tous les organes fournissent plus ou moins d'alcool ; cela varie avec la voie d'introduction ; ainsi, si celle-ci a été l'estomac, le foie contiendra plus d'alcool que les autres organes.

Magnus Huss, Lallemand, Perrin et Duroy ont signalé une autre lésion, caractérisée par la présence dans le sang d'une quantité de points brillants. Ce sont des parcelles de cholestérine ou de petites gouttelettes de graisse. On n'est pas fixé sur la cause de la présence de ces petits éléments. On note le même fait chez les animaux soumis à des inhalations anesthésiques (amylène, chloroforme, éther, etc.). Peut-être est-ce un phénomène de *dissolution?*

Lorsque les animaux meurent à la suite d'*intoxication alcoolique chronique*, on trouve des lésions beaucoup plus accusées et se rapprochant de celles qu'on trouve chez l'homme (voir *Gazette des hôpitaux*, juillet 1869, p. 323).

Ainsi la *muqueuse gastrique* présente un épaississement prononcé, elle est souvent comme ratatinée, raccornie; elle a une coloration tantôt brun-rouge, tantôt bleu-ardoise, surtout au niveau de la grande courbure ; elle est souvent *ulcérée*. Ces ulcérations sont à bords frangés, inégaux, de grandeur variable; on en trouve quelquefois de cicatrisées qui forment des plaques de formes variées, de couleur blanchâtre. Souvent toutes ces altérations sont voilées par la présence d'un mucus épais, grisâtre, très-gluant, d'aspect vitreux, parfois strié de sang.

Pour bien examiner la muqueuse, il faut faire disparaître ce mucus, au moyen d'un filet d'eau.

Dans l'épaisseur de la muqueuse on trouve des infiltrations sanguines en nappes ou en petits foyers. Les vaisseaux de la muqueuse gastrique, examinés au microscope, ont été trouvés bosselés, gorgés de sang et formant des mailles losangiques à bords tortueux (1).

Ces lésions rappellent tout à fait celles de la gastrite chronique, de la gastrite ulcérée des alcooliques, dans laquelle on retrouve des ulcères variables de profondeur, les uns en voie d'augmentation, les autres remplacés déjà par des cicatrices rayonnées, étoilées, adhérentes au tissu sous-jacent, qui s'est hypertrophié.

Le foie des animaux est aussi devenu graisseux, et présente une teinte jaunâtre, parsemée de points plus foncés au centre du lobule. Ceci correspond encore tout à fait à la stéatose du foie ou dépôt de graisse dans les cellules hépatiques.

La cirrhose n'a pas été constatée chez les animaux

(1) Gaz méd., janv. 1869, p. 63.

(peut-être à cause du peu de durée relative de l'intoxication).

Les reins ont été trouvés graisseux, surtout dans la colique corticale et dans les colonnes de Bertin.

Les poumons sont souvent affaissés, exsangues, sans foyers apoplectiques. On a vu quelquefois des ecchymoses sous-pleurales.

Le cœur, surtout les cavités droites et les grosses veines, sont remplis de caillots noirs peu consistants.

On a constaté quelquefois de l'œdème des méninges, qui étaient rosées. La substance cérébrale était injectée.

Le D' Kremiansky (1) a nourri des chiens avec des soupes alcoolisées, et aurait constaté, au bout de quatre semaines, de fines néomembranes à la surface interne de la dure-mère. On sait que l'on trouve souvent chez les alcooliques des pachyméningites hémorrhagiques, qui sont constituées par des fausses membranes, adhérant à la face interne de la dure-mère (surtout dans la région pariétale), composées souvent de plusieurs feuillets. Ces fausses membranes s'organisent souvent ; on y trouve du tissu conjonctif, des capillaires, des vaisseaux de nouvelle formation, qui peuvent occasionner des hémorrhagies. Ces hémorrhagies s'enkystent souvent dans l'épaisseur de ces néo-membranes, etc. (Voy. *Gazette hebdomadaire*, Structure des néo-membranes de la dure-mère, Charcot et Vulpian, 1860, p. 728, 789, 821.)

Chez l'homme, ces lésions sont probablement la cause des accidents épileptiformes et apoplectiformes des vieux ivrognes. Nous y reviendrons plus tard.

La moelle des animaux offre, en certains points, une teinte grise particulière. Chez un chien (*Gazette médi-*

_____

(1) Annales médico-psychologiques, mai 1870, p. 509.

cale, 31 janvier 1869, p. 63), cette teinte a été trouvée surtout marquée, vers le tiers inférieur de la moelle, où elle affectait, de chaque côté du sillon médian postérieur, la forme d'un triangle à base dirigée en arrière.

A la même région et à la même hauteur, les cordons antérieurs présentaient également une teinte grise assez marquée.

En *résumé*, on peut dire que l'intoxication alcoolique, soit aiguë, soit chronique des animaux, présente les plus grands rapports avec les accidents observés chez l'homme.

Nous avons étudié précédemment l'action de l'essence d'absinthe, mêlée à de fortes doses d'alcool ; nous avons vu que les accidents dépendant de l'alcool se produisaient les premiers, et avaient pour effet de retarder, sans les empêcher, les attaques produites par l'essence d'absinthe ; seulement, la fréquence des attaques était diminuée.

Nous avons constaté, expérimentalement aussi, que les accidents produits par les essences d'anis, de mélisse, fenouil, etc. (voyez précédemment), étaient de fort peu d'importance chez les animaux, malgré les fortes doses (16, 20, 22 grammes) qu'on leur faisait prendre.

M. Cros (1), dans sa thèse sur l'action de l'alcool *amylique* (employé quelquefois dans la liqueur d'absinthe), a constaté, par de nombreuses expériences, que les accidents produits par cet alcool étaient un peu différents et plus violents que ceux de

(1) Cros. De l'action de l'alcool amylique sur l'organisme ; thèse de Strasbourg. 1863.

l'alcool, mais cependant du même ordre. Son action sur l'estomac serait plus énergique, plus irritante. A dose égale, les accidents qu'il produit sont beaucoup plus marqués et plus intenses que ceux que produit l'alcool vinique.

J'ai vu également à Sainte-Anne (bureau d'admission), en mai 1868, un chien auquel on avait donné 60 grammes d'alcool de grains, tomber de suite dans un sommeil comateux très-profond, qui se termina par la mort.

Pour terminer la première partie de ce travail, nous pouvons formuler les propositions suivantes sur l'action des diverses substances que nous avons étudiées :

1° *L'essence d'absinthe* produit chez les animaux des *attaques d'épilepsie* parfaitement caractérisées, avec phénomènes précurseurs et accompagnées souvent de troubles intellectuels très-remarquables.

2° *L'alcool vinique,* donné à haute dose, c'est-à-dire dans le but de déterminer une intoxication alcoolique aiguë, *ne produit jamais de convulsions,* mais un état particulier, caractérisé surtout par la révolution musculaire avec paraplégie, le coma avec anesthésie et abaissement considérable de la température.

3° *L'alcool amylique* produit des accidents analogues à ceux de l'alcool ordinaire, mais plus prononcés.

4° Les *esssences* d'anis, de menthe, de mélisse, de fenouil, etc., produisent un peu d'excitation générale des fonctions organiques, mais *jamais de convulsions.*

5° *L'alcool* et *l'essence d'absinthe,* administrés ensemble, additionnent leurs effets, qui se manifestent successivement pour chacune des deux substances, mais sans rien perdre de leurs caractères spéciaux.

Nous voyons donc que les accidents produits par l'action de l'alcool et celle de l'essence d'absinthe sur les animaux sont tout à fait différents. Dans la deuxième partie de cette étude, nous allons voir quel est leur rôle respectif dans la pathologie humaine, c'est-à-dire en quoi diffèrent les accidents qu'ils occasionnent chez les alcooliques et les buveurs d'absinthe.

DEUXIÈME PARTIE

Dans cette deuxième partie de notre travail, nous devons d'abord indiquer la composition de la liqueur dite d'absinthe, déterminer quelles sont les substances nuisibles ou dangereuses qui y sont contenues et quel rôle elles peuvent y jouer. Puis, après avoir rapporté les observations prises sur des individus qui avaient fait un usage immodéré de cette boisson, nous tâcherons de délimiter le plus possible ce qui, dans ces cas, appartient à l'alcoolisme et ce qui doit rentrer dans l'absinthisme.

Les propriétés de l'absinthe (grande absinthe, absinthe officinale, (*Artemisia, absinthium*) ont été connues de tout temps. Hippocrate, Galien, Linnæus l'employaient dans une foule de maladies : c'était une sorte de panacée universelle.

Elle a été rangée par les auteurs dans la classe des stomachiques, échauffants, anthelminthiques et fébrifuges. De Fourcroy (1) dit « que la propriété échauffante de l'absinthe est très-marquée; elle est dangereuse pour les sujets maigres, secs, dont la fibre est tendue et dont *les nerfs sont mobiles.* » Plus loin, il ajoute : « L'odeur de l'absinthe porte à la tête, elle enivre, elle donne des *vertiges,* elle trouble la vue. »

Aujourd'hui les diverses préparations d'absinthe sont encore employées comme fébrifuges (fièvres intermittentes), comme emménagogues, anthelmintiques, sti-

(1) Encyclop. de méd. de Vicq d'Azyr, 1787, t. I, p. 81.

mulants, toniques, stomachiques. L'infusion, l'extrait et le vin d'absinthe sont prescrits journellement pour combattre l'atonie de l'appareil digestif et la dyspepsie flatulente qui en est la conséquence.

L'huile essentielle d'absinthe est employée aussi dans les potions ; comme elle est très-âcre, on ne doit pas dépasser la dose de 6 gouttes (Reveil). Il y a donc lieu de s'étonner de voir la dose de 3 à 10 grammes indiquée dans l'article *Absinthe* du *Dictionnaire de médecine et de chirurgie pratiques.*

Il faut espérer que personne ne suivra une aussi dangereuse indication.

C'est la connaissance très-répandue des propriétés stomachiques de l'absinthe qui a vulgarisé l'usage et amené l'abus excessif de la liqueur d'absinthe.

Nous verrons dans le paragraphe suivant de quoi cette liqueur est composée.

CHAPITRE PREMIER.

DE LA LIQUEUR D'ABSINTHE.

§ 1. — *Composition et fabrication.*

La liqueur d'absinthe est fabriquée de diverses manières : tantôt elle est préparée à froid, tantôt, au contraire, elle est préparée par distillation.

Au point de vue de sa composition, elle varie suivant les endroits et suivant les fabricants.

La liqueur dite absinthe suisse se préparait autrefois (Motet) (1) en faisant infuser et macérer dans de l'alcool

(1) Motet. Considérations générales sur l'alcoolisme et en particulier sur les effets de la liqueur d'absinthe ; thèse de Paris, 1859.

à 60°, 70° et 72° les plantes suivantes : sommités d'absinthe majeure (grande absinthe), sommités de petite absinthe, racines d'angélique, calamus aromaticus, semences de badiane, feuilles de dictame de Crête, origan vulgaire.

On laissait infuser huit jours, puis on distillait au bain-marie. Puis on ajoutait 1 gramme par litre d'essence d'anis, ou bien de l'essence de menthe, de mélisse ou de fenouil.

Aujourd'hui, la liqueur d'absinthe ne se fabrique plus de la même façon. Toutes les essences sont préparées d'avance ; on n'emploie plus l'infusion des différentes plantes citées plus haut. On fabrique simplement à froid la liqueur d'absinthe en ajoutant à de l'alcool à divers degrés (70° à 60°), de l'huile essentielle ou essence d'absinthe, à raison de 1 gr., 1 gr. 50 ou 2 gr., quelquefois plus, par litre. On ajoute en outre 1 gr. d'essence d'anis, ou de l'essence de mélisse, de badiane, d'origan, d'angélique, plus rarement de l'essence de menthe, de fenouil, etc. Tout cela varie suivant les fabricants, mais la préparation à froid est généralement la seule employée à Paris.

Si la couleur n'est pas suffisamment belle ou si mêlée avec de l'eau, l'absinthe ne donne pas un précipité de la couleur voulue, si elle ne blanchit pas bien (Motet), on ajoute une petite quantité de teinture de curcuma, du jus d'hysope, du jus d'orties, de l'indigo, et, ce qui est beaucoup plus funeste, quelquefois du sulfate de cuivre (sous le nom de *bleu éteint*), et même de l'arséniate de cuivre.

On ne le fait, au reste, que pour les absinthes de qualité inférieure.

L'alcool employé est souvent de mauvaise qualité ; on

fait des mélanges de différents alcools, on y met, entre autres, de l'alcool de grains.

On voit donc que la composition de la liqueur d'absinthe est très-complexe et très-variable.

D'après MM. Reveil (1) et Gubler (2), l'absinthe que l'on fabrique en Suisse, dans le canton de Neufchâtel (à Couvet), en France, dans le département du Doubs et de celui du Jura, ne seraient pas fabriquées avec la grande absinthe (*A. absinthium*), mais avec des *genipi*, le Genipi blanc (*Artemisia rupestris*).

« Cette absinthe, dit M. Gubler, d'un arôme supérieur à l'absinthe ordinaire, est fabriquée avec ce genipi et colorée en vert par l'infusion alcoolique d'anis et d'indigo. »

J'aurais voulu obtenir à ce sujet des renseignements très-précis, mais cela ne m'a pas encore été possible.

Il serait intéressant d'expérimenter sur les animaux avec l'huile essentielle de ces genipi, afin de voir si les effets produits seraient analogues à ceux obtenus par l'essence de grande absinthe.

Cela est du reste très-probable; il y aurait peut-être des différences dans l'intensité des effets obtenus, mais ils doivent être très-semblables, vu que toutes ces plantes appartiennent au genre *artemisia*.

Quoi qu'il en soit, la liqueur d'absinthe fabriquée à Paris se prépare à froid, comme nous l'avons indiqué plus haut; il est donc plus que probable que les buveurs que nous avons observés faisaient usage d'absinthe ainsi préparée.

Cette liqueur d'absinthe contient donc, comme éléments les plus constants, de l'alcool d'abord, de l'essence

(1) Reveil. Dict. encyclop. des sciences méd., t. I, art. *Absinthe.*
(2) Gubler. Comment. thérapeutiques du *Codex*, art. *Genipi*, p. 133.

d'absinthe et de l'essence d'anis ou de mélisse. Les autres éléments y entrent en proportions très-diverses, en général, en très-petite quantité. Cela varie suivant les distillateurs.

Faire des recherches sur toutes les falsifications, sur toutes les drogues et substances introduites dans les diverses liqueurs vendues sous le nom de liqueurs d'absinthe, serait certainement une étude très-intéressante au point de vue de l'hygiène publique et de la médecine légale, mais cela ne rentre pas dans les limites du travail que nous nous sommes assigné.

§ 2.

Nous avons étudié séparément l'action sur les animaux de l'alcool et de l'essence d'absinthe, nous avons vu combien elle était différente. Nous avons également examiné qu'elle pourrait être l'influence des autres essences employées en même temps dans la liqueur d'absinthe, et nous avons vu que l'essence d'absinthe donnait seule lieu à la production des attaques épileptiques.

Mais, dans toutes ces expériences, on étudiait chaque agent pris isolément ou bien on les combinait dans des proportions déterminées. Il était alors facile de noter l'action respective de chaque substance. Mais, si on cherche à étudier l'action spéciale de la liqueur d'absinthe chez les buveurs, cette recherche devient plus difficile, parce que la plupart boivent toutes sortes de liqueurs spiritueuses, tantôt du vin rouge ou blanc, tantôt de l'eau-de-vie ou de l'absinthe, etc. On ne trouve que très-rarement des individus qui ne boivent que de l'absinthe.

Cette liqueur étant d'ailleurs de l'alcool additionné

d'essence d'absinthe, on devra retrouver réunis chez ces individus les accidents de l'alcoolisme et ceux de l'absinthisme : c'est ce qui a lieu en effet.

Une autre cause qui rend les recherches plus difficiles, c'est que les grands buveurs d'absinthe appartiennent, en général, non à la classe ouvrière, mais à des classes plus aisées. Ils sont, pour cette raison, moins faciles à observer. Les ouvriers, en général, se grisent avec des vins, des eaux-de-vie de qualité inférieure, moins souvent avec de l'absinthe. On peut le constater journellement, lorsqu'on interroge les malades au point de vue de l'alcoolisme ou, ce qui est mieux, lorsqu'on peut avoir des renseignements sur eux.

Les buveurs qui font des excès d'absinthe se rencontrent le plus souvent dans l'armée, surtout chez les officiers et soldats qui reviennent d'Afrique, qui ont servi longtemps et mené la vie monotone des petites garnisons. Aller boire et fumer sont presque les seules distractions auxquelles ils se livrent.

L'absinthe passe généralement, aux yeux de beaucoup de gens, non-seulement pour un excitant stomachique, mais (et ce qui est vrai d'ailleurs dans une certaine mesure) pour un excitant des facultés intellectuelles, de l'imagination, entre autres. Aussi trouve-t-on également beaucoup de buveurs d'absinthe parmi les individus ayant des prétentions artistiques ou littéraires plus ou moins fondées. On cite même des écrivains célèbres qui n'ont pas su résister à cette habitude funeste et qui attribuaient leur meilleures productions à l'influence de la surexcitation intellectuelle causée par l'absinthe.

C'est dans les asiles d'aliénés que l'on trouve le plus souvent des individus qui y ont été amenés à la suite d'excès alcooliques. On peut souvent constater chez eux l'influence particulière de la liqueur d'absinthe. Nous en rapportons plus loin quelques exemples recueillis à Sainte-Anne, Bicêtre et ailleurs.

CHAPITRE II.

§ 1.— Des accidents produits par l'abus de la liqueur d'absinthe et de l'alcool.

A. *De l'alcoolisme.* — Afin de déterminer les caractères particuliers que l'on peut attribuer à l'absinthisme, il convient d'abord de donner un aperçu rapide des phénomènes observés dans l'alcoolisme aigu et chronique ; nous n'insisterons que sur quelques points particuliers où l'influence de l'alcool et celle de l'absinthe peuvent être bien séparées.

L'alcoolisme produit des effets immédiats, rapides, passagers, qui constituent l'*intoxication alcoolique aiguë* (ivresse), et des effets éloignés, qui proviennent d'excès répétés, persistent lors même que l'individu a cessé de vivre, et peuvent retentir jusque sur ses descendants. Cette forme est l'*alcoolisme chronique* ou *intoxication alcoolique chronique*.

L'*intoxication aiguë* est caractérisée par l'ivresse, qui a plusieurs degrés. Au premier degré, il y a de l'excitation générale de toutes les fonctions ; les facultés intellectuelles sont plus développées ; mais bientôt, au deuxième degré, elles s'obscursissent, en même temps que l'on voit apparaître les troubles de la motilité, de la sensibilité, la perversion des sens, l'embarras de la parole, jusqu'à ce que l'individu arrive au dernier degré, c'est-à-dire tombe dans un état comateux profond, avec respiration lente et stertoreuse ; anesthésie complète et résolution musculaire.

On note aussi souvent un abaissement de température considérable; nous avons chez les animaux quelquefois une différence de 3° ou 4°, même de 9°,5.

M. Magnan cite dans ses leçons cliniques l'observation d'une femme qui était entrée à la Pitié dans le service de M. Peter (l'observation en avait été communiquée par M. Duguet, chef de clinique de la Faculté).

Cette femme, à la suite de libations copieuses, avait été trouvée à six heures du matin froide et sans connaissance, étendue dans un fossé où elle avait passé la nuit, exposée à une pluie glaciale. Elle fut transportée à l'hôpital de la Pitié, où elle entra le 3 mars 1869, à dix heures du matin. Au moment de l'entrée, la température vaginale était de 26° ; on la réchauffa avec des alèses chaudes, des boissons stimulantes; à onze heures trente, la température vaginale était de 27°,9, on la voit s'élever progressivement, et à quatre heures, elle était de 36°,3. Le surlendemain, la femme sortait guérie (1).

On verra encore un exemple d'abaissement brusque de température pendant l'ivresse dans le fait suivant qui m'a été communiqué par mon ami le Dr Bourneville, ancien interne des hôpitaux.

Le nommé C..., 68 ans, est amené le 29 mai 1871 à la Pitié. Etat d'ivresse assez accentué ; non comateux. La température rectale était de 36°,4. Le lendemain matin, troubles gastriques, un peu de fièvre, la température est à 38°,2, le soir, idem, et les jours suivants à la température normale de 37°,4. Il y a donc un abaissement pendant l'ivresse, puis réaction fébrile et retour à l'état normal.

Cet état comateux peut se terminer par la mort, qui peut même être foudroyante. Dans le cas contraire, au sortir de ce sommeil, le malade est guéri ou bien il a des troubles gastriques d'une durée plus ou moins longue. Il arrive souvent que certaines maladies se déclarent à ce moment-là (pneumonies, gastrite ulcéreuse, hépatite, etc., quelquefois des troubles psychiques).

(1) Gaz. des hôp., 17 juillet 1869, p. 322.

Mais l'ivresse dont le caractère est différent suivant les individus, diffère également suivant le genre de boisson. Par exemple, si le vin rend en général gai, mélancolique ou expansif, la bière au contraire accable et alourdit, l'eau-de-vie prédispose à la violence, l'absinthe (Motet) produit une période d'excitation beaucoup plus longue, l'ivresse est bruyante et agressive. Il reste également une fatigue, une courbature particulière qui ne disparaît pas par le sommeil.

Il y a une forme d'ivresse que nous devons mentionner et que l'on appelle à tort *ivresse convulsive*. C'est Percy qui lui a donné ce nom. Il doit être rejeté parce qu'il fait penser à des convulsions toniques ou cloniques avec perte de connaissance, à un état semblable à de l'épilepsie. C'est bien plutôt un délire furieux, suraigu, accompagné de mouvements désordonnés; l'individu se jette à terre, se tord sur lui-même, se précipite sur les personnes qui l'entourent, cherche à mordre, puis se roule sur le sol en mordant et en arachant la terre avec ses ongles, grince des dents, pousse des hurlements épouvantables.

Puis à cette période de surexcitation succède un état de détente avec faiblesse du pouls et pâleur de la face. Puis les scènes de violence extrême recommencent, il y a des alternatives de fureur et de syncope. Les individus veulent s'échapper, on ne peut les contenir, souvent ils se tuent ou se blessent gravement en cherchant à fuir, ils se précipitent par les fenêtres.

Le plus souvent, après huit à dix heures, cet état violent cesse et le malade est rétabli vingt-quatre heures après. Percy ne rapporte aucun cas de mort (1).

(1) Percy et Laurent. Dict. des sciences médicales, 1818, art. *Ivresse convulsive.*

En lisant les observations rapportées par Percy, on pourra se convaincre que cet état n'a pas de rapport avec des crises d'épilepsie. Ce serait plutôt un accès passager de manie ébrieuse, furieuse, suraiguë.

Lorsque la mort a lieu à la suite de l'intoxication aiguë, on trouve de l'hyperémie et de la congestion de presque tous les organes, des hémorrhagies, — hémorrhagies méningées, — apoplexie pulmonaire. Du reste toutes ces lésions ont été décrites dans les traités récents de pathologie, dans les nouveaux dictionnaires (*Dict. de méd. et de chir. prat.; Dict. encycl. des sciences méd.*, art. *Alcoolisme*). Nous citerons entre autres l'excellent article de M. le Dr Lancereaux; nous y avons puisé à plusieurs reprises.

Dans *sa forme chronique*, l'alcoolisme se révèle par des lésions et par des troubles de tous les organes. Ce sont surtout ceux des systèmes nerveux et ceux de l'appareil digestif, qui sont les plus considérables.

A. *Système nerveux*. — Si nous examinons d'abord les lésions anatomiques, on verra que le dure-mère devient le siége d'une altération particulière, la pachyméningite hémorrhagique. Il se forme dans la région pariétale surtout, des dépôts de néo-membranes à la face interne de la dure-mère. Il y a tantôt un feuillet mince, tantôt plusieurs couches superposées de lames qui s'organisent; on y retrouve des tissus conjonctifs principalement, beaucoup de vaisseaux qui peuvent donner lieu à des hémorrhagies méningées. C'est un des modes de production fréquent de ce genre d'hémorrhagie. Parfois les épanchements sanguins peuvent s'enkyster; on les trouve alors contenus dans des poches, interposés entre des lames de néo-membranes.

Cette pachyméningite hémorrhagique n'est pas spéciale à l'alcoolisme chronique, mais celui-ci en est une des causes les plus fréquentes.

La *pie-mère* et l'*arachnoïde* sont souvent épaissies, opaques, de couleur opaline, contenant quelquefois des extravasations sanguines et des taches ecchymotiques ocreuses; elles adhèrent à la couche corticale. Le *cerveau* et les circonvolutions sont quelquefois atrophiées, le liquide céphalo-rachidien est souvent plus abondant.

La dégénérescence graisseuse des éléments du cerveau ne tarde pas à se montrer. On constate des traînées granuleuses dans les gaînes des vaisseaux, leurs parois paraissent dégénérées, les tubes nerveux sont remplis de granulations graisseuses. Plus tard on trouve des lésions de la couche corticale et des couches optiques. Ce sont la périencéphalite diffuse atrophique (induration de la substance grise), le ramollissement avec adhérence de la substance corticale à la pie-mère, l'hyperplasie des éléments de la névroglie, des kystes dans l'intérieur du cerveau.

Du côté de la moelle, on constate un état de ramollissement; dans un cas on a trouvé de la sclérose (Lancereaux).

Telles sont les principales lésions que l'on rencontre dans le système nerveux. A ces altérations correspondent divers symptômes. Il y a des troubles de la motilité, de la sensibilité, et enfin des troubles psychiques.

Les troubles de la *motilité* sont en premier lieu le *tremblement* qui a son maximum d'intensité le matin au lever. Il débute par les mains, puis gagne les bras, les muscles du cou, de la face, de la langue (d'où résulte l'embarras et l'hésitation de la parole), puis gagne les membres inférieurs, d'où la titubation, démarche chancelante pouvant aller jusqu'à une sorte de paralysie (paraplégie).

Le tremblement est quelquefois très-prononcé ; il s'accompagne de petites secousses, de soubresauts des tendons, de contractions musculaires qui se traduisent par des *crampes*.

On voit aussi se produire souvent des convulsions qui ont tantôt le caractère *choréiforme*, lorsque la démarche est chancelante, vacillante, l'équilibre est difficile, il y a des mouvements irréguliers, saccadés, tantôt les convulsions sont semblables à celles de l'*épilepsie*, le malade a alors des attaques.

Mais si l'épilepsie est en effet un des derniers accidents de l'alcoolisme, elle ne doit pas être regardée comme le dernier terme des troubles de la motilité. Il est probable qu'elle est liée à ces graves altérations des méninges et de l'encéphale. On la voit souvent survenir à la suite de plusieurs accès de delirium tremens, ce qui se comprend puisqu'elle est un symptôme de lésions avancées. Elle est en cela très-différente de ce qui se produit dans l'absinthisme où, comme nous le verrons plus tard, c'est une épilepsie franche, par intoxication directe, primitive et essentiellement passagère. Au contraire, l'épilepsie alcoolique qui, au dire de quelques-uns, pourrait quelquefois disparaître avec les lésions qui l'ont fait naître (ce qui n'est pas exact), cette épilepsie revêt un caractère de périodicité et devient persistante. Les accès sont d'abord éloignés ; il deviennent bientôt plus fréquents si le malade continue ses excès ; mais cessât-il de boire, les attaques n'en continueraient pas moins.

M. le Dr Benoît, médecin à Giromagny, publia en 1865

un mémoire analysé dans la *Gazette médicale de Strasbourg* (1).

M. Benoît a observé plusieurs alcooliques épileptiques,
il considère l'épilepsie alcoolique comme un état auquel
doivent arriver beaucoup d'alcooliques à la suite d'accès
répétés de delirium tremens, accompagnés de tremblement, de faiblesse des jambes. De l'épilepsie ils tombe-
raient dans l'idiotisme et la paralysie générale (ce qui
est vrai dans beaucoup de cas).

Quant à l'épilepsie alcoolique, M. Benoît commence
par admettre qu'elle ne *diffère* pas comme manifestations extérieures de l'épilepsie ordinaire. Il formule en
outre les propositions suivantes : « Les convulsions des
alcoolisés sont *périodiques* comme celles de l'épilepsie
ordinaire, elles peuvent devenir *incurables* et se transmettre
par *hérédité*. »

Pour M. Benoît, ces convulsions sont de l'*épilepsie
alcoolique héréditaire*.

Voici les traits saillants des observations rapportées
par M. Benoît.

Observation I.

J.-B. M... a des accès de delirium tremens depuis quelques années ; il
boit continuellement. Le 1er janvier 1860, il a un violent accès de
délire suivi d'une attaque convulsive présentant absolument le caractère
d'une attaque d'épilepsie. Le soir, il a deux nouvelles attaques d'épilepsie.

Observation II.

X..., garde forestier, grand buveur d'eau-de-vie, a eu plusieurs accès
de delirium tremens. Depuis cinq ans, il a des attaques d'épilepsie qui
reviennent toutes les huit ou dix semaines. C'est au bout de cinq ans
seulement que M. Benoît fut appelé pour un accès. Il apprit alors depuis
quelle époque le malade avait des attaques. Elles ont continué dès

---

(1) Gazette médicale de Strasbourg, mai 1865.

lors pendant douze ans, c'est-à-dire jusqu'en 1865, bien que cet individu bût beaucoup moins.

OBSERVATION III.

Joseph M..., tonnelier, 32 ans, grand buveur d'eau-de-vie, avait eu deux fois des accès épileptiques. En 1856, nouvelles attaques. Dès lors, attaques très-fréquentes et très-persistantes, cependant le malade ne boit presque plus.

OBSERVATION IV.

Alexis Z..., 40 ans, excès alcooliques, depuis quinze ans accès de delirium tremens. Depuis, intervalle de calme, dû à ce que sa famille l'empêche de boire. Il recommence à boire, et un jour il a une attaque pendant laquelle il se blesse au front. M. Benoît fut appelé ; il apprit que depuis cinq mois le malade avait eu deux attaques. Depuis lors, elles ont persisté pendant trois ans ; elles devinrent très-fortes. Le malade mourut pendant la période de coma qui suivit un accès très-violent.

Pour démontrer l'hérédité, M. Benoît cite deux faits : le premier est celui d'un homme épileptique depuis l'âge de 2 ans, dont le père, grand ivrogne, était mort épileptique.

Le second fait est relatif à un homme qui mourut épileptique et alcoolique. Son fils était épileptique depuis sa naissance (il a maintenant 40 ans).

On ne conteste pas que l'alcoolisme sans attaques ne puisse amener l'idiotisme, la surdi-mutité, l'hystérie, l'épilepsie, les diverses affections mentales chez les descendants, ce qui tient aux modifications constitutionnelles du père provoquées par l'abus des boissons alcooliques, mais non à une transmission de l'intoxication.

Cette épilepsie peut-elle cesser avec l'âge ? Cela arrive quelquefois dans l'épilepsie ordinaire ; nous avons vu à Bicêtre des épileptiques qui depuis plusieurs années voyaient leurs accès devenir de plus en plus rares pour cesser tout à fait, bien qu'ils eussent eu, dès leur enfance, deux, trois, quatre ou plusieurs accès par mois.

Mais les attaques épileptiformes des alcooliques sont dues très-probablement à des lésions persistantes, donc elles ne peuvent disparaître.

Magnus Huss rapporte des cas plus extraordinaires; il aurait vu l'épilepsie survenir chez des buveurs privés d'eau-de-vie et guérir par l'usage de cette liqueur. On se demande s'il n'y a pas là une relation de cause à effet mal interprétée et s'il n'y a pas eu une simple coïncidence entre une épilepsie de cause différente qui aurait disparu en quelque temps, et le fait que ces individus avaient cessé de boire.

Il est au contraire incontestable que le régime sévère avec la privation de vin auquel on soumet les alcooliques dans les asiles, contribue beaucoup à améliorer leur état; bientôt après leur sortie, il s'aggrave de nouveau, parce qu'ils ne peuvent s'empêcher de faire des excès.

Nous pensons que l'épilepsie alcoolique n'est pas un maximum de tremblement, celui-ci pourra être très-intense sans qu'on voie jamais d'attaques, ou au contraire être beaucoup moins marqué chez un individu qui aura des crises épileptiques fréquentes; nous verrons cela surtout pour l'épilepsie absinthique.

L'observation suivante est un cas d'épilepsie que l'on pourrait rattacher à l'alcoolisme.

Observation V.

Le nommé P., âgé de 50 ans, ancien maître couvreur, entré le 14 juin 1871 à la Pitié, salle Saint-Gabriel, n° 5, dans le service de M. Trélat.

Ce malade a depuis six ans des attaques d'épilepsie. Au dire de ses parents, ses attaques ont débuté tout d'un coup, sans être précédées d'aucune maladie, d'aucun malaise, ni de douleurs de tête. Il avait cependant *abandonné son métier de couvreur* déjà depuis deux ans avant le début des attaques.

D'après les renseignements donnés par sa famille, il boit énormément, surtout du vin rouge et de l'eau-de-vie, mais pas de vin blanc, de vermouth ni d'absinthe; il a depuis six ans des attaques qui ne sont pas très-fréquentes, elles se reproduisent tous les deux ou trois mois par une série de deux, quatre attaques.

Il a eu même des intervalles de six mois. Cependant, dans ces derniers temps, elles sont devenues plus rapprochées. Le 14 juin, il a une attaque très-violente dans la rue Linné (il était arrivé la veille de Creteil où il demeure habituellement). A la suite de cette attaque, il a eu quelques contusions, c'est pourquoi on l'a transporté à l'hôpital; il était en outre complétement ivre, il exhalait une forte odeur de vin.

15 juin matin. Il a eu trois attaques pendant la nuit, le malade du lit d'à côté dit qu'il se renversait en arrière, faisait des mouvements avec les bras et les jambes, devenait tout bleu, écumait un peu et puis ronflait; tout cela durait très-peu de temps.

Le matin, il est dans un état de stupeur très-marqué; il n'a pas reconnu sa femme qui est venue le voir, on ne peut pas obtenir de réponse aux questions qu'on lui adresse; il a uriné dans son lit.

Il a la paupière gauche ecchymosée, également une petite ecchymose de la paupière droite ; contusion légère au genou. Tout cela, sans gravité aucune.

16 juin. Il a eu une attaque pendant la nuit. Hébétude le matin. Cependant il peut causer et répondre plus ou moins aux questions qu'on lui adresse.

17 et 18 juin. Pas de nouvelles attaques, le malade est plus réveillé; on s'aperçoit alors qu'il a derrière la tête une bosse sanguine fluctuante, indolente, pas de céphalalgie. Ses parents l'emmènent le 19 juin matin.

Les renseignements obtenus sur l'état intérieur de ce malade sont très-vagues ; mais il y a quelque chose de certain, c'est qu'il a dû abandonner son état de maître couvreur deux ans déjà avant le début des attaques. Il est probable qu'il avait déjà à ce moment quelques symptômes particuliers. En tout cas, ces attaques épileptiformes, très-courtes, périodiques, sont caractéristiques de l'épilepsie alcoolique.

Maintenant cette épilepsie alcoolique *est-elle une véri-*

table épilepsie? Si l'on s'en rapporte à Magnus Huss (1), et d'autres auteurs, il en serait bien ainsi.

L'auteur suédois décrit en effet des attaques qui sont certainement de l'épilepsie bien nette. Mais cet auteur ajoute (p. 413), qu'il faut être réservé dans ses appréciations ; il ne doute pas que l'épilepsie ne puisse être engendrée par l'abus de l'alcool ; mais, dit-il dans plusieurs cas, il faudrait savoir si l'épilepsie n'a pas préexisté, peut-être est-ce de l'épilepsie héréditaire qui s'est montrée à un moment donné. Dans plusieurs cas, dit-il, le diagnostic est probable, mais non certain. La forme convulsive de l'alcoolisme (dit encore le même auteur), caractérisée par des secousses brusques durant quelques minutes et précédées d'une sensation de froid glacial le long de l'épine dorsale, mais sans perte de connaissance, serait dans bien des cas la forme précursive de la forme épileptique. Il en serait de même de la forme pyrétique. L'apparition des symptômes de ces diverses formes serait la pierre de touche pour distinguer l'épilepsie dépendant de l'alcoolisme de l'épilepsie produite par d'autres causes.

Magnus Huss pense enfin qu'il y a dans beaucoup de cas d'abord des troubles de la vision, tels que scintillements, taches noires devant les yeux, puis des douleurs de tête avec sensation particulière comme si quelque chose était bouleversé dans le cerveau ; ensuite viennent les défaillances, les vertiges précédant les secousses convulsives, et enfin l'épilepsie confirmée, dont les accès deviennent de plus en plus fréquents (2).

Quant à nous, nous dirons que l'épilepsie de l'alcoo-

(1) Magnus Huss. Alkoholismus chronicus, p. 93. (Trad. allemande de Gerhard von dem Busch.)

(2) Magnus Huss. Ibid , p 412 et suiv.

lisme chronique ressemble beaucoup plus aux attaques épileptiformes, telles qu'on les rencontre dans les maladies cérébrales (hémorrhagies cérébrales et méningées, ramollissements, tumeurs du cerveau, démence sénile, paralysie générale, etc.). M. le Dr Morel (1), de Rouen, soutient également cette opinion.

Ce sont des convulsions souvent partielles, quelquefois d'un seul côté du corps, avec aspect grimaçant de la face, *même quelquefois il n'y a pas perte complète de connaissance.* Ces convulsions cloniques se répètent souvent plusieurs fois de suite et simulent très-bien les attaques incomplètes de l'épilepsie ordinaire. C'est pour cela qu'on les nomme attaques épileptiformes.

Or nous avons vu que dans l'alcoolisme chronique on rencontre fréquemment des lésions du cerveau (néoplasies, hémorrhagies, ramollissements, etc.) qui peuvent très-bien donner lieu à des accès *épileptiformes*, d'autres fois ce sont des attaques *apoplectiformes*, c'est-à-dire un étourdissement suivi de chute, sans convulsions aucunes et avec perte de connaissance pendant une ou plusieurs heures. M. le Dr Lancereaux l'a observé plusieurs fois. C'est un accident fréquent. On voit au contraire quelquefois des phénomènes d'un ordre inverse chez certains individus atteints de folie épileptique, d'épilepsie larvée ou diffuse. On les voit faire les plus grands excès alcooliques, sans éprouver d'accidents alcooliques. (Dr Morel, *Gaz. hebd.*, 1860, n°s 48, 51 et 52).

Est-ce à dire pour cela qu'il ne puisse jamais y avoir des attaques épileptiques dans l'intoxication alcoolique chronique ? Nous ne le croyons pas, et il est fort pos-

---

(1) Gaz. hebd., 1860, n° 52, p. 836.

sible que les centres nerveux puissent, au bout d'un temps assez long, arriver à se trouver dans l'état nécessaire à la production des attaques d'épilepsie. Cependant, si les attaques épileptiformes sont fréquentes, nous pensons que l'épilepsie confirmée produite sous l'influence unique et prolongée de l'alcool est plutôt une exception.

Il est possible aussi qu'un individu prédisposé par hérédité, par exemple, puisse devenir épileptique à la suite d'excès alcooliques prolongés.

Quoi qu'il en soit, l'épilepsie alcoolique ou les attaques épileptiformes des buveurs d'alcool sont des accidents secondaires dont l'apparition n'a lieu qu'à une période tardive de l'alcoolisme, alors que des lésions graves ont pu se produire. Elle est très-différente de celle produite par l'absinthe : celle-ci peut se produire dès le début des accidents alcooliques. C'est une intoxication primitive produite par un agent toxique spécial. — La *paralysie* est le dernier des troubles de la motilité ; on a noté des paraplégies précédées de fourmillements, d'hyperesthésies palmaire et plantaire, etc.

D'autres fois ce sont les troubles de la *paralysie générale*, que l'on observe à la dernière période de la vie de l'alcoolique.

Les *troubles de la sensibilité* sont constants ; ils apparaissent souvent avant ceux de la motilité.

Il y a souvent des perversions de la sensibilité ; le malade a toutes sortes de sensations particulières, tiraillements, picotements ; elles se montrent surtout pendant la nuit.

L'*insomnie* est l'état habituel ; l'alcoolique ne dort pas, il s'agite continuellement dans son lit, obsédé par des sensations désagréables et par des troubles sensoriaux, comme nous allons le voir.

M. Marcet (1) signale en outre une sensation fréquente de *dyspnée*.

L'*hyperesthésie* et l'*anesthésie* succèdent bientôt à ces perversions de la sensibilité.

L'hyperesthésie siége surtout à la jambe et provoque quelquefois des douleurs très-vives à la moindre irritation. Il y aurait quelquefois, d'après Magnus Huss, hyperesthésie des parties profondes (muscles), tandis que la sensibilité de la peau serait normale.

On observe souvent des *névralgies*, entre autres des nerfs sciatiques, des nerfs intercostaux.

M. le Dr Lancereaux a eu la bonté de me communiquer le fait suivant : Il s'agissait d'un alcoolique, buveur d'eau-de-vie et d'absinthe, ancien soldat, qui souffrait d'une névralgie de la cinquième paire du plexus cervical, et de névralgies intercostales.

Les douleurs étaient accompagnées d'insomnie avec hallucinations terrifiantes, cauchemars, fourmillements, crampes. Anesthésie presque complète du côté droit. De plus, cet individu, qui avait bu beaucoup d'absinthe en Afrique, avait depuis cette époque des vertiges et était devenu très-irritable.

Les troubles *sensoriaux* sont un des symptômes très-fréquents de l'alcoolisme. Ils sont caractérisés par des diminutions ou des perversions des fonctions sensoriales, de la vue, par exemple. On connaît les amblyopies liées à l'abus de l'alcool, et du tabac. Il y aurait dans ces cas une atrophie, à marche rapide, des nerfs optiques.

Mais cette perte de la vue est précédée de troubles divers ; ce sont d'abord des étincelles, des mouches volantes, des taches noires affectant des formes di-

(1) Marcet (W). On chronic intoxication, on Alkohols stimulants in the connexion with the nervous system. London, 1860, in-12.

verses, de véritables hallucinations du sens de la vue.
L'ivrogne voit les objets changés de place, de forme,
de nombre ; il voit des animaux, chiens, insectes, rats,
serpents, etc. ; d'autres fois il voit des gens armés,
figures menaçantes, des flammes, des incendies, des
précipices, etc.

Rarement les hallucinations sont gaies : elles sont
quelquefois obscènes.

Le sens de l'*ouïe* est fort souvent affecté : l'ivrogne
entend toutes sortes de bruits, tintements, bourdonne-
ments, sons de cloches, voix qui l'appellent, etc. ; on le
menace, on lui dit des injures.

Le *toucher* est quelquefois singulièrement affecté :
tantôt le malade ne sent pas la forme des objets, il ne
peut les saisir, ce qui tient aussi au tremblement con-
comitant ; mais en outre il a des sensations fausses, il
croit toucher des animaux. M. Morel cite un individu
qui croyait voir un chat lui grimper sur les jambes et
lui enfoncer ses griffes dans la chair. Le malade sui-
vait d'un air hébété les mouvements du chat et à un
moment donné il cherchait à le saisir et se prenait violemment le scrotum, croyant tenir l'animal (1).

Les perversions des sens du *goût* et de l'*odorat* sont
beaucoup plus rares ; cependant les malades n'en sont
pas exempts ; les odeurs de vapeurs soufrées, par
exemple, sont une illusion qui n'est pas rare.

Les fonctions *génitales* diminuent rapidement aussi.
Si dans l'ivresse elles sont tout d'abord excitées, cette
période d'excitation fait bientôt place à la dépression.
L'alcoolique chronique voit ses appétits vénériens dimi-
nuer considérablement, il n'a que des érections rares et
incomplètes, plus tard le coït devient impossible.

(1) Fournier. Dict. de méd. et de chir. prat. v, art. Alcoolisme.

Roesch (1) a noté l'atrophie du testicule dans certains cas.

Les troubles *intellectuels* sont la règle chez les alcooliques chroniques. Ce n'est d'abord qu'un changement de caractère, d'humeur, avec affaiblissement de l'état moral; l'individu devient incapable de rien faire, il est déjà tourmenté par des hallucinations diverses.

A une période plus avancée, il arrive à une vraie *folie* qui se manifeste sous une forme aiguë, telle qu'on la voit dans l'accès de *delirium tremens*. Celui-ci s'accompagne d'hallucinations menaçantes, amenant de l'excitation, de l'agitation, et des hallucinations tout à fait terrifiantes, produisant la stupeur avec sentiment extrême de terreur. Le *suicide* en est souvent la conséquence. Il y a en même temps un affaiblissement extrême des facultés intellectuelles : on l'a désigné sous le nom d'*abrutissement alcoolique*.

Les facultés *affectives* sont également perdues ou diminuées.

Un caractère particulier à ce délire alcoolique, c'est que lorsqu'on peut tirer le malade de sa torpeur, on voit que l'individu est encore capable d'un certain raisonnement : il relie assez bien entre elles ses conceptions délirantes.

Cet état est en général passager, il est quelquefois interrompu par des accidents violents, mais en général il guérit bien. Mais, suivant le proverbe « Qui a bu boira, » il est rare que de nouveaux excès ne donnent pas lieu à des récidives. Celles-ci sont en effet fréquentes.

Ce délire débute souvent très-brusquement, tantôt à la suite d'excès considérables (cas le plus fréquent), tan-

(1) Ann. d'hyg. et de méd. légale, t. XX, p. 84

tôt à la suite d'émotions morales et physiques. On le voit se déclarer aussi chez les opérés, deux ou trois jours après l'opération. J'en ai vu plusieurs exemples pendant la campagne contre la Prusse.

J'étais alors chirurgien aide-major dans une ambulance internationale, dont M. le Dr Trélat était le chirurgien en chef. A Terminiers (Loiret), un soldat auquel j'avais amputé la cuisse droite à cause d'une grave blessure du genou, fut pris au deuxième jour d'un délire alcoolique très-violent. Il put se lever de sa paillasse qui était simplement posée sur le parquet, traverser deux pièces en ouvrant des portes difficiles à ouvrir, et se traîner jusqu'à 10 mètres de la maison, dans le jardin, où on le trouva étendu au bord d'un bassin. Son pansement était enlevé, il gesticulait et parlait avec une loquacité extraordinaire, les yeux brillants, la face rouge, ne souffrant aucunement, bien qu'il traînât son moignon à nu sur la terre. Déjà plusieurs fois dans la journée on l'avait attaché, on l'avait trouvé tout nu, ses draps jetés au loin, sans pansement. Il était devenu un peu plus calme, et l'infirmier qui le surveillait avait cru pouvoir le quitter un instant; c'est alors qu'il avait quitté son lit. Il mourut dans la nuit. — Nous en avons noté encore d'autres cas.

Parfois au contraire le début en est lent : l'individu éprouve un malaise, il a des absences; le sommeil est troublé quand il persiste : le malade a des cauchemars; éveillé, il a des hallucinations.

Puis, tout d'un coup, le délire éclate, le malade est en proie à une excitatin extraordinaire, il est atteint d'un tremblement général, surtout marqué aux lèvres, ensuite à la face et enfin dans les membres. La parole est hésitante, la démarche est incertaine, puis il crie, vocifère, veut courir de tous côtés, se croit poursuivi, voit toutes sortes d'animaux, menaçants, immondes ; il voit du feu, des incendies. D'autres fois le délire est plus calme, le malade se croit occupé d'affaires très-importantes, il court, va, vient, parle avec une loquacité extraordinaire. La parole est très-saccadée, ses yeux sont brillants, injectés, ses mouvements sont rapides, désordonnés.

Dans quelques cas, le délire est furieux, le malade cherche à se sauver ; s'il y parvient, il court en vociférant dans la rue.

Suivant Magnus Huss, le *delirium tremens* pourrait revêtir quelquefois un caractère gai, l'individu est calme, très-expansif.

Si cela existe, cela doit être très-rare.

Aussi longtemps que dure le délire, l'insomnie est absolue. Il est toujours accompagné de troubles digestifs, de troubles de la motilité, *tremblements*, et de la *sensibilité*. Un sommeil comateux, souvent suivi de sueurs profuses, termine en général le délire Ce délire est rarement mortel, mais les rechutes sont fréquentes.

L'individu atteint d'alcoolisme chronique peut enfin devenir *paralytique général*.

Tels sont les troubles que l'on observe du côté du système nerveux, chez les alcooliques. Bien que nous ayons dû les décrire rapidement, nous y avons insisté un peu plus, parce que c'est ici que se montrent les principales différences avec les phénomènes que l'on retrouve dans l'alcoolisme.

Nous allons énumérer très-sommairement les autres symptômes et les lésions que l'on rencontre dans les diverses fonctions et dans les divers organes. Ce n'est pas qu'elles soient moins importantes que les premières, mais, au point de vue du sujet qui nous occupe, elles ne peuvent nous servir à établir de différences. Les phénomènes sont les mêmes à peu près.

Du côté de l'appareil digestif, on constate dans l'*estomac* les lésions de la *gastrite chronique simple* avec épaississement, raccourcissement de la muqueuse, qui est de couleur rouge-brune ou ardoisée, ou bien celles de la gastrique ulcéreuse alcoolique, avec un ou plusieurs ulcères, cicatrices, varices, ramollissement de la muqueuse, abcès sous-muqueux (Leudet).

On trouve quelquefois des lésions analogues dans l'œsophage, ainsi que dans l'intestin grêle. A ces lésions se rattachent la dypepsie alcoolique, la pituite (*vomitus matutinus*, Hufeland), les flatuosités, coliques, quelquefois des hémorrhagies, etc.

Les *glandes annexes* du tube digestif sont fréquemment atteintes de dégénérescence graisseuse : parotides, glandes sous-maxillaires, pancréas (Lancereaux).

Le *foie* peut être atteint de stéatose à divers degrés, avec augmentation de volume, ictère ou coloration particulière de la peau, d'hépatites, de cirrhose avec augmentation, puis atrophie du foie, troubles digestifs, ascite, etc.

La *rate* est quelquefois cirrhotique, hypertrophiée, quelquefois atrophiée. Sa capsule est quelquefois adhérente au diaphragme par des néomembranes.

On remarque également dans le péritoine, mésentére, épiploons, une surchargegraisseuse, quelquefois des inflammations chroniques.

De graves désordres peuvent avoir lieu du côté de l'*appareil respiratoire*, des bronchites, des pneumonies aiguës avec suppuration, des pneumonies chroniques, de

la phthisie granuleuse à marche rapide, des pleuré-
sies, etc.

L'appareil *circulatoire* nous montre souvent une accumulation de graisse dans le muscle du cœur, et sous le
péricarde. Souvent une augmentation de volume du
cœur, une dilatation des cavités cardiaques, quelquefois
une myocardite partielle chronique. Comme symptômes :
de la dyspnée, des inégalités du pouls, rarement des
bruits anormaux, quelquefois les phénomènes de
l'asystolie.

L'aorte a été trouvée athéromateuse. Mais les altérations les plus curieuses du système circulatoire sont celles de la *veine porte* et de l'*artère pulmonaire*. C'est en effet
sur ces vaisseaux que se porte l'action la plus directe de
l'alcool, à l'entrée comme à la sortie.

La *pyléphlébite* et le *phlébartérite membraneuses* sont les
lésions de ces vaisseaux. Elle est caractérisée par le dépôt, à l'intérieur de ces vaisseaux, de néomembranes
adhérentes à la paroi des vaisseaux et renfermant des
grains d'hématoïdine (Lancereaux).

On constate, dans ces cas, de l'ascite, de l'ictère (pylé-
plébite), de la cyanose ou une pâleur particulière, de
l'œdème des jambes (phlébartérite).

Les *ganglions lymphatiques* mésentériques et préverté-
braux sont souvent atrophiés, ensevelis dans une couche
de graisse. Dans l'alcoolisme chronique on a noté quelquefois une déformation particulière des globules rouges
du sang (Duménil, Klencke).

L'*appareil genito-urinaire* présente des altérations assez
remarquables. Les fonctions génésiques sont quelquefois augmentées au début, le plus souvent diminuées ou
abolies, érections rares. Quant à l'influence de l'alcoolisme sur les enfants engendrés par des parents ivrognes,

on connaît toutes les dégénérescences héréditaires qui en sont la conséquence (névroses diverses, affections mentales, vices de conformation, etc.).

Chez la femme il y a souvent des troubles de la menstruation ; quelquefois cette fonction cesse complétement.

Les *reins* sont le siége d'une dégénérescence graisseuse avec production d'albuminurie. Tantôt il y a de la néphrite interstitielle avec hyperplasie du tissu conjonctif du rein, celui-ci diminue de volume, son aspect devient granuleux. Tantôt il y a une simple transformation graisseuse, les tubuli sont très-volumineux, remplis de granulations. La substance corticale est d'aspect jaunâtre, etc. On trouve presque constamment de l'albumine dans les urines. Les symptômes principaux de cet état des reins sont l'anasarque, la pâleur du tégument, les différences de qualité et de quantité de l'urine. La sécrétion en est en général diminuée. Quant à la *vessie*, elle présente quelquefois des altérations de la muqueuse avec catarrhe léger.

Le système musculaire participe également à la dégénérescence graisseuse, s'atrophie, et la diminution rapide des forces en est la conséquence. Le muscle du cœur et ceux du larynx sont souvent atteints : de là, faiblesse de l'impulsion du cœur, aphonie.

Les *os* sont quelquefois le siége d'un dépôt graisseux, abondant (Rokitansky, Klenck). Le malade éprouve dans ce cas des douleurs violentes tout le long des os. Par le fait de cette altération, ceux-ci deviennent friables et prédisposés aux fractures.

On a décrit aussi certaines lésions des articulations que l'on a nommées *artropathie des buveurs* (Falk) (1). En-

____

(1) Voy. Virchow. Handbuch der speciellen pathologie.

fin la *peau* présente diverses modifications, couperose, acné rosacea.

Ce qui précède n'est qu'un aperçu très-rapide des principaux accidents observés dans l'alcoolisme chronique. Nous avons voulu les mentionner sans insister sur la plupart d'entre eux. Nous passons à regret sous silence les variétés d'alcoolisme produits par les diverses boissons spiritueuses, variétés cependant fort intéressantes à étudier. Le vin, l'eau-de-vie diffèrent très-peu dans leurs manifestations, les différents alcools ne sont pas nuisibles au même degré. Ainsi, M. Cros a démontré l'influence funeste de l'alcool amylique, etc.

Nous ne devons étudier seulement que les accidents propres à la liqueur d'absinthe. Son influence fâcheuse est connue de tout le monde, mais ce que l'on ne sait pas, en général, c'est comment elle agit. Il y a eu de nombreuses brochures publiées à ce sujet, mais adressées plutôt à un public non médical, en dehors de cela peu de chose a été écrit sur ce sujet jusqu'à ces derniers temps. Citons la thèse de M. Motet (1), une brochure de M. Anselmier (2), une autre de M. Moreau (3), et c'est à peu près tout, en dehors des travaux que nous avons plus spécialement étudiés.

M. Moreau, lui, nie l'influence fâcheuse de l'absinthe, à moins qu'elle ne soit délayée par de l'eau, ce qu'il attribue à la diffusion plus rapide de l'agent toxique qui est plus divisé par son mélange avec l'eau. Cela est peut-être possible. En tout cas les expériences et les faits signalés pas M. Moreau ne nous paraissent pas

(1) Considérations générales sur l'alcoolisme, etc. ; Paris 1859.
(2) Anselmier. De l'empoisonnement par l'absinthe ; Paris, 1862.
(3) J.-M.-F. Moreau. De la liqueur d'absinthe et de ses effets; Paris, 1863.

présenter toute la rigueur que l'on doit trouver dans les recherches scientifiques.

M. Motet s'attache principalement à démontrer la différence du caractère de l'ivresse, ainsi que celle qui existe dans la forme des hallucinations. Nous croyons que ces différences sont peu importantes, surtout à propos des hallucinations. Nous admettrions plus volontiers que l'ivresse absinthique a un caractère particulier.

B. *De l'absinthisme.*

Les accidents que l'on observe dans l'*absinthisme* sont de *deux ordres* :

Ce sont d'abord ceux que l'on peut rattacher à l'action toxique de l'absinthe ; en second lieu, ceux qui appartiennent à l'alcoolisme.

Les accidents qui dépendent de l'intoxication absinthique sont ceux de la motilité surtout. Ce sont des phénomènes *convulsifs*. Parmi ceux-ci se range d'abord l'*épilepsie* qui, contrairement à ce qui se passe dans l'alcoolisme, est un accident de *début*, c'est-à-dire qu'elle pourra se manifester dès les premiers excès, au bout d'un temps relativement court. Dans la première observation que nous citons plus loin, nous la voyons débuter au bout d'un an à peine, cesser, puis reparaître après de nouveaux excès.

L'épilepsie absinthique diffère encore d l'épilepsie alcoolique, par sa *forme*. Tandis que, comme nous l'avons dit, l'épilepsie alcoolique se manifeste dans la plupart des cas seulement à une période très-avancée et n'ayant le plus souvent qu'une analogie plus ou moins marquée avec une véritable attaque d'épilepsie ; au contraire l'épilepsie absinthique a tous les caractères de l'attaque franche et complète.

L'individu pâlit, perd connaissance, tombe quelquefois en poussant un cri, la face est grimaçante, il survient des convulsions toniques avec raideur tétanique des membres et du tronc qui est comme soulevé, puis des convulsions cloniques des bras et des jambes ; la face devient violacée, cyanosée ; la respiration est rapide, irrégulière, stertoreuse, il y a de l'écume aux lèvres : elle est quelquefois sanguinolente, si l'indididu s'est mordu la langue ; enfin un état comateux avec ronflement, qui dure plus ou moins longtemps. Lorsque le malade revient à lui, il est comme hébété, courbaturé, il n'a aucun souvenir de ce qui s'est passé. La sensibilité est très-obtuse ; pendant l'attaque l'anesthésie était complète.

Parfois l'épilepsie absinthique n'est pas caractérisée par la grande attaque, mais il y a des vertiges ou absence épileptique, accident qui se rattache tout à fait à l'épilepsie vraie.

Un troisième caractère particulier à l'épilepsie absinthique est sa *durée passagère*. On la voit se manifester avec violence après de grands excès, pour cesser complétement aussi longtemps que le malade reste sobre ; mais, dès qu'il recommenc à boire, elle fait de nouveau son apparition, ce qui ne tarde pas à arriver. On sait combien il est rare qu'un buveur se corrige de sa funeste habitude.

Elle peut se borner à une seule attaque ou se manifester par plusieurs attaques dans la même journée et les jours suivants. Le plus souvent il y a trois ou quatre accès.

Cette épilepsie absinthique est-elle un accident dû à une intoxication aiguë ou à une intoxication chronique ? Nous croyons que c'est un accident aigu qui se manifeste au début d'une intoxication chronique. En effet, le plus souvent elle se manifeste chez des individus qui font habituellement des excès de boissons, mais son époque d'apparition n'est jamais éloignée de l'époque où l'individu a commencé à boire de l'absinthe avec excès. Cela va jusqu'à six mois, un an. Un jour l'individu fait des excès plus violents, et l'attaque se manifeste.

La manie alcoolique aiguë ou le delirium tremens, sont également des accidents aigus, appartenant cependant à l'intoxication alcoolique chronique ; ils peuvent se manifester au bout d'un temps également assez court, tandis que les attaques épileptiformes des alcooliques se montrent toujours à une période très-avancée.

Les individus qui sont atteints d'épilepsie absinthique boivent généralement 8, 10, 12, jusqu'à 20 verres d'absinthe en une journée. D'autres n'en boivent que 3 ou 4, et ont cependant des accès. Ici, il faut tenir compte d'une circonstance importante, c'est de la *prédisposition*. On voit souvent de grands buveurs ne jamais avoir d'accidents ou seulement des accidents de peu d'importance ; d'autres individus, au contraire, sont atteints dès les premiers excès. Du reste, sans chercher des exemples parmi les buveurs, il est un grand nombre de personnes habituellement sobres, chez lesquelles un seul verre d'absinthe amène une sorte d'ivresse avec des douleurs de tête et sentiment de constriction aux tempes, et qui, pour cette raison, ne boivent jamais d'absinthe, lors même qu'elles en trouvent le goût agréable. Elles supportent, au contraire, sans le moindre accident, une dose d'alcool plus considérable ; ce n'est donc pas l'alcool qui cause les accidents. C'est un fait vulgaire, mais qu'il est difficile d'expliquer, si on ne veut pas admettre la présence d'un agent spécial dans l'absinthe. Il est fort possible que chez certains individus prédisposés, une

quantité relativement faible soit suffisante pour produire de graves accidents.

On pourrait objecter aussi que, même en buvant 8 ou
10 verres d'absinthe, le buveur n'absorbe que très-peu
d'essence d'absinthe, tandis que les animaux chez lesquels on provoquait des attaques en absorbaient des
doses énormes. Mais la quantité de 8, 10, 12 verres
dans une journée correspond à 1/3 de litre. Il y a d'ailleurs des individus qui boivent même plus que cela ; or
nous avons vu que dans la liqueur d'absinthe fabriquée
à Paris, on ajoutait 1 gr., 1 gr. 50, 2 gr. ou plus par litre.

Ce serait donc une quantité assez considérable d'essence qu'ils absorberaient quotidiennement.

Ne peut-on pas admettre que l'irritation produite
chaque jour, pendant un temps assez long, ne puisse
amener des effets analogues à ceux que l'on obtiendrait
en donnant une très-forte dose en une seule fois. A un
moment donné, il peut y avoir un degré de saturation
qui, dès qu'il est dépassé, amène facilement la production des accidents. Il en est ainsi pour l'alcool ; on sait
qu'un alcoolique chronique se grise quelquefois avec
une très-petite quantité de liquide, pourquoi n'en serait-
il pas de même avec l'absinthe ?

A propos de l'épilepsie absinthique, M. le Dr Voisin (1) s'exprime ainsi : « Quant à la prétendue influence absolue des liqueurs d'absinthe sur les convulsions, il faut se garder de l'admettre à l'exclusion complète du vin, de l'eau-de-vie, du cidre et du
poiré. Toutes ces boissons peuvent donner lieu à des
convulsions, et partant, à de l'épilepsie. »

Or personne n'a nié les convulsions et les attaques

(1) Nouv. dict. de méd. et de chir. prat., art. *Epilepsie*, A. Voisin, 1870
p. 604 et 628.

épileptiformes des alcooliques, seulement il faut établir
(et nous l'avons fait) les caractères importants qui diffé-
rencient l'épilepsie absinthique des accidents épileptiformes de l'alcoolisme chronique.

Quant aux vins, en particulier, nous croyons qu'il y
a là une grande distinction à faire. Il y a des vins natu-
rels contenant peu d'alcool et qui ne donnent pas lieu
(ou du moins fort rarement) à des accidents convulsifs.
M. le Dr Bouchereau nous a affirmé qu'en Tourraine, les
buveurs de vin du pays, qui ne contient que 8 0/0 d'alcool, n'avaient jamais d'accidents convulsifs. M. Bouchereau se basait sur une immense quantité d'observations recueillies, non-seulement par lui, mais par plusieurs autres médecins. Dans notre pays (canton de
Vaud, en Suisse), on trouve beaucoup d'individus qui
boivent exclusivement le vin blanc de la contrée. Ce vin
est naturel. Nous croyons savoir que les accidents convulsifs sont extrêmement rares chez ces individus, si
même ils existent; les autres accidents de l'alcoolisme
y sont très-marqués; on voit des buveurs atteints de
tremblement très-violent, etc.

Il est très-possible aussi que les vins plus chargés
d'alcool, comme les vins d'Espagne, 15 à 18 0/0, que
les vins coupés d'alcool, fabriqués, falsifiés, puissent
produire plus facilement ces accidents; c'est une étude
à faire que nous ne pouvons pas entreprendre ici.

Nous ne savons pas ce qui en est du cidre et du poiré;
il est probable que bien d'autres liqueurs alcooliques
peuvent amener des convulsions, mais il ne faut pas se
borner à en reconnaître la présence, il faut en examiner
le caractère et la nature.

M. Voisin ajoute plus loin, page 628 : « L'épilepsie
produite par le vin, l'alcool, le cidre, se caractérise

ordinairement par des accès survenant à de longs intervalles ; l'épilepsie absinthique, par des accès qui se reproduisent en très-grand nombre, pendant un très-court espace de temps ; ainsi, j'ai signalé à la Société anatomique des cas d'épilepsie absinthique avec 150 ou 200 accès en 24 heures ; depuis, Marcé et Magnan ont observé ces mêmes faits. »

M. Voisin aurait dû, ce nous semble, insister beaucoup plus sur la physionomie des attaques épileptiformes qué sur leur nombre.

C'est là, avec l'époque de leur apparition, très-tardive, ce qui en fait la différence d'avec l'épilepsie absinthique. Nous croyons également que cette grande multiplicité d'accès, 150 à 200 en 24 heures, est au contraire peu ordinaire dans l'épilepsie absinthique. Il se peut bien que cet *état de mal* se manifeste quelquefois, mais le plus ordinairement il n'y a que quelques grandes attaques, souvent une seule. Seulement, ces attaques sont très-violentes, et présentent tout à fait le caractère d'une épilepsie ordinaire. Ce sont des faits de ce genre que M. Magnan a observés, mais non pas cette prodigieuse succession d'accès état de mal), qui sont toujours incomplets et se bornent en général à la perte de connaissance, avec pâleur, puis cyanose de la face, qui devient grimaçante ; il n'y a également que des convulsions cloniques partielles dans ce genre d'attaques.

On observe ces faits là à la suite d'une ou deux grandes attaques, chez les animaux qui ont pris de très-fortes doses d'essence d'absinthe, ou qui ont été intoxiqués par inhalation ; mais nous croyons que chez l'homme ces faits sont absolument rares. Sans contester les faits avancés par M. A. Voisin, il est probable que cet auteur aura pris l'exception pour la règle.

M. Lancereaux, dont on connaît les travaux importants sur l'alcoolisme, a fait également des recherches sur l'intoxication absinthique chez l'homme. Il pense (*communication verbale*) que dans un certain nombre de cas, les convulsions présentent un caractère particulier. Elles auraient plutôt de l'analogie avec les convulsions de l'*hystérie* qu'avec celles de l'épilepsie. Voici ce qui, d'après cet auteur, se passerait dans ce cas :

Les malades tombent, mais ne perdent pas entièrement connaissance ; ils se débattent violemment, les bras et les jambes sont tantôt atteints d'une certaine raideur, tantôt ils vont et viennent dans toutes les directions, exécutant de grands mouvements irréguliers et très-désordonnés ; le malade porte les mains à son cou, à sa poitrine, il cherche à défaire ses vêtements, comme pour enlever un poids qui l'oppresse ; grince quelquefois des dents, cherche à mordre. Il murmure parfois quelques mots inintelligibles. Cet état convulsif durerait assez longtemps et ferait place à une période de repos, avec stupeur et courbature.

Puis il survient de nouveaux accès, en nombre variable, mais à intervalles peu éloignés. M. Lancereaux a eu l'extrême obligeance de me communiquer deux de ses observations. Nous les rapporterons plus loin.

Il est possible que ces convulsions *hystériformes* puissent être une des formes convulsives de l'absinthisme. Nous ne les avons pas observées, et nous ne croyons pas que d'autres auteurs les aient signalées. Il y a donc lieu de faire des recherches, afin de confirmer ces résultats cliniques.

Tels sont les principaux phénomènes physiques que l'on peut rattacher directement à l'absinthisme.

Quant aux autres accidents, ils sont de même nature que ceux que l'on observe dans l'alcoolisme; il n'y a de différence que dans le plus ou moins d'intensité. Le tremblement, le trouble de la sensibilité, les troubles gastriques, les troubles sensoriaux, les troubles intellectuels, delirium tremens, sont des accidents que l'on observe également chez les alcooliques et chez les buveurs d'absinthe. Il n'y a que de légères modifications, cela se comprend, puisque la liqueur d'absinthe est faite avec de l'alcool, auquel on ajoute des substances spéciales, essence d'absinthe, etc. Chez les animaux, nous avons vu les effets de l'absinthe et de l'alcool se surajouter, il doit en être absolument de même chez l'homme.

On a cherché à établir des différences dans les phénomènes intellectuels. M. Motet, avons-nous dit, croit que les buveurs d'absinthe n'ont jamais de visions d'animaux « immondes », rats, serpents, crapauds, araignées, mais que leurs hallucinations ont un caractère plus menaçant. Mais nous avons vu que ce caractère terrifiant appartient également aux hallucinations des alcooliques; c'est même le cas le plus fréquent.

Nous croyons que cela dépend beaucoup plus de l'individu et de ses préoccupations habituelles, que la différence de liqueur.

Notre excellent maître, M. le Dr Jules Falret, pense que le delirium tremens des absinthiques est plus violent, plus terrible, et que la mort est plus fréquente et plus rapide. On a cité également, comme appartenant à l'absinthisme, un état d'irritabilité excessive; l'individu devient emporté, très-violent, il a de grandes colères qu'il ne peut maîtriser, à la suite de la moindre contrariété, quelquefois sans motif.

Enfin l'ivresse absinthique serait caractérisée par une

période d'excitation plus longue ; l'individu devient bruyant, agressif, violent, puis tombe dans un état de stupeur et dans un sommeil comateux. Au réveil, il éprouverait une sensation de fatigue et de courbature très-marquée (Motet). Tout en admettant ce dernier fait, nous pensons qu'il n'a pas une grande importance.

Quant aux autres signes distinctifs que l'on a voulu établir, nous pouvons bien admettre qu'ils puissent exister, mais les faits observés ne sont pas assez concluants pour qu'on puisse, sans commettre d'erreur, faire la part de l'alcoolisme et celle de l'absinthisme. En résumé, tandis que les phénomènes physiques sont très-différents, les phénomènes intellectuels se rapprochent assez pour que l'on puisse les confondre, tout en tenant compte cependant de quelques nuances très-légères, spéciales à chaque cas particulier.

Les observations que nous allons rapporter sont destinées à appuyer les faits que nous avons avancés.

§ 2. — *Observations.*

Nous reproduisons presque *in extenso* l'observation suivante, recueillie à Bicêtre dans le service de M. Marcé, par M. Magnan, alors interne du service, et publiée dans l'*Union médicale* du 4 août 1864. Cette observation a été le point de départ des premières expériences faites sur l'essence d'absinthe.

OBSEVATION Ire.

A... (Louis), 32 ans, épicier marchand de vins, entre à Bicêtre le 30 octobre 1863. Bonne constitution, tempérament lymphatico - nerveux, caractère doux, santé excellente jusqu'au commencement de 1862. Il a quitté vers cette époque son métier de pâtissier pour devenir épicier marchand de vins. Conduite très-régulière jusque-là, a eu quatre enfants, dont deux sont morts d'accidents. Les deux autres sont en parfaite santé, le plus jeune a 2 ans. Il est donc né avant que son père ait commencé à faire des excès alcooliques.

A partir du mois de février 1862, A... se met à boire avec ses clients dans le but de faire aller son commerce, il boit une grande quantité de vin, de la bière, de l'eau-de-vie et quelques verres d'absinthe de temps en temps. Cela dure trois mois ; il devient irritable, perd l'appétit, dort mal. « Il se lance alors dans l'absinthe, » suivant son expression, « pour se donner du ton. » Il buvait 4, 6 verres par jour. Sa femme prétend qu'il en buvait en cachette. Cette habitude devient de plus en plus forte, malgré tout ce que l'on fait pour l'en détourner. Les symptômes dyspeptiques vont en augmentant, il a des vomiturions, quelquefois même des vomissements de mucosités aigres. Il a des défaillances qui le forcent à s'arrêter et à s'asseoir. Un peu de tremblement dans les mains, surtout le matin.

Ces phénomènes persistent (1862). Ils augmentent avec les excès, diminuent un peu quand le malade, trop fatigué, est obligé de garder le lit et de cesser de boire.

Au commencement de 1863, A..., pour se donner des forces, boit encore plus d'absinthe que par le passé.

Des accidents nouveaux surviennent : il est pris subitement d'une crise convulsive à l'église pendant les cérémonies d'un enterrement, il tombe tout à coup, perd connaissance, agite les bras et les jambes ; la face devient grimaçante, de l'écume se montre à la bouche et la langue est mordue. Après quelques minutes A... revient à lui, conserve un air hébété tout le jour et reprend le lendemain sa physionomie habituelle.

A partir de ce moment, les défaillances se montrent plus fréquemment, mais toujours sans perte de connaissance. La santé devient plus mauvaise, et vers le 15 octobre, après de nouveaux excès de boissons, surtout d'absinthe, il survient, pendant qu'il monte un escalier, une deuxième crise semblable à la première, avec perte de connaissance, convulsions, écume à la bouche, morsure de la langue. Contusions à la suite de la chute, et plaie de la région orbitaire. Il reste de la fatigue et de l'hébétude pendant deux jours, puis A... se remet à boire, est amené à Bicêtre le 30 octobre.

Il reste agité et crie toute la nuit. Le matin, à la visite, on le trouve dans le lit où il est maintenu par la camisole. Il est pâle, bouffi, il a le teint plombé, le visage couvert de sueur, les yeux brillants, les pupilles dilatées, non inégales.

La langue est blanche, *profondément déchirée dés deux côtés sur les bords*, le ventre dur, avec de la constipation, les urines sont rougeâtres, dépôt albuminurique de la moitié du tube. La sensibilité est exaltée partout, au simple contact et au pincement; tremblement considérable des bras et des jambes, des lèvres et de la langue, surtout si elle est tirée hors de la bouche.

Voix faible, parole hésitante, il s'agite, est incohérent dans sa conversation, ne sait où il se trouve, il croit voir sa femme et ses enfants, leur parle, les engage à fuir, à échapper au danger, se détourne, voit des rats au pied de son lit, une araignée, puis des flammes, il a peur. Il passe la journée au milieu de ces angoisses.

Prescription. Grand bain de deux heures; potion avec laudanum de Syd. 30 gouttes.

1er novembre. Pas de repos pendant la nuit précédente. Les hallucinations persistent. Le matin, il voit le visage de sa fille couvert d'ordures. Il se plaint d'une douleur de chaque côté de la poitrine. Respiration fréquente, pas de toux. Peau chaude, pouls fréquent, intermittent. Battements du cœur irréguliers. Dépôt albuminurique moins prononcé. — Pr. : Pot. avec laud. 30 gouttes.

Le 2. Les hallucinations persistent encore, mais il est cependant plus tranquille, il a un souvenir confus de ce qu'il a cru voir ou entendre, il a conscience du lieu où il se trouve. Il a un tremblement considérable des pieds et des mains, faiblesse musculaire générale, démarche mal assurée, moins d'albumine (1/5 du tube).

Le 4. Il a dormi les deux nuits précédentes : pas d'hallucinations, il écrit une lettre raisonnable, il ajoute le lendemain matin une phrase notablement tremblée. Très-peu d'albumine. Face encore bouffie.

Pendant les jours suivants, sa santé s'améliore de plus en plus. Les morsures de la langue sont cicatrisées. Il mange bien, le dépôt d'albumine diminue. Le 11, il n'y en a plus. Il est devenu raisonnable, il a moins de tremblement, cependant le 15, ayant appris que ses affaires allaient moins bien, il a été plus agité, les urines ont donné de nouveau un léger précipité. Cependant son état s'améliore notablement. Il sort le 23, presque rétabli.

Il rentre à Bicêtre le 28 avril 1864.

Il avait d'abord cessé de boire, puis il a recommencé à boire un peu d'eau-de-vie et beaucoup d'absinthe. Il s'est enivré plusieurs fois, devenait irritable, il a dû garder le lit trois semaines à la suite d'une fluxion de poitrine.

Cinq jours avant sa rentrée à Bicêtre, il a eu une nouvelle crise convulsive semblable aux deux crises de l'année précédente.

A son entrée, il est pâle, bouffi, les lèvres sont violacées, les sclérotiques jaunâtres; il est inquiet, agité, va et vient, saisit ses voisins, se cramponne aux objets environnants et paraît avoir des hallucinations de la vue et de l'ouïe. Réponses incomplètes, marmottements de paroles inintelligibles ; démarche incertaine, au moindre soubresaut, il se retourne tout effrayé. Il a entendu pendant la nuit sa femme et ses enfants : on les a fait disparaître dans le poêle, dans un bassin, il ne sait où il est, tremblement des mains et de la langue. Voix tremblante, rauque. Soif vive, langue rouge, douleur épigastrique.

Pr. : Bain ; pot. avec extr. gomm. d'oipum 10 centigrammes.

30 avril. Il a dormi quelques heures pendant la nuit, il a entendu encore sa femme et ses enfants. Il est abattu, oppressé, respire péniblement, il tousse et rend avec beaucoup d'efforts des crachats muqueux d'un rouge sale par places, peu adhérents. Douleur obtuse de côté, matité à droite dans les 2/3 inférieurs, surtout à la base. Respiration rude en arrière, râles sous-crépitants fins ; à gauche, râles sibilants, peau chaude. Pouls petit, dépressible, 90° ; urines troubles, dépôts albumineux (1/5 du tube). — Pr. : Julep avec kermès, 0,15 gr., 3 pilules renfermant 60 centigrammes d'extr. de quinquina.

1er mai. Visage inquiet, sommeil interrompu, rêvasseries, toux quinteuse, fatigante ; expectoration pénible, crachats muqueux, mêlés de sang ; râles crépitants, fins, appréciables dans les grandes inspirations ; peau sèche, pouls petit, dépressible. — Pr. : Julep avec kermès 20 centigrammes ; extrait de quinquina 80 centigrammes pour 4 pilules ; vésicatoire.

Le 2. Facies plus reposé, somnolence, toux avec expectoration plus facile ; crachats muqueux, transparents par places, rouillés d'une manière plus uniforme ; matité à droite, surtout à la base ; souffle bronchique, résonnance de la voix, vibrations thoraciques plus marquées, râles sous-crépitants dans le reste du côté droit. Peu de chaleur, sueurs profuses ; pouls 94, plus large ; urines un peu troubles par l'acide nitrique et la chaleur. Presc. Julep avec kermès, 0,30 grammes. Extr. quinquina 0,80 gr. pour 3 pilules, infusion de camomille.

Le 3. Moins d'oppression ; respiration bronchique, matité à droite ; crachats muqueux, jaunâtres, mêlés de sang ; sueurs abondantes, parole plus nette, souvenirs confus, tremblement des mains, des lèvres. — Même prescription.

Le 4. Réponses plus lucides, pas d'oppression, respiration facile, crachats muqueux, jaunâtres, d'autres spumeux et blancs. Matité moindre à droite, respiration moins rude, râles sous-crépitants fins ; à gauche, râles sibilants et muqueux. — Même prescription.

Le 5. Il est plus abattu, diminution des symptômes pectoraux, mais la bouche est pâteuse, la langue blanche ; diarrhée, six selles par jour.

—Presc. : Pot. avec diascordium 2 grammes; tisane de riz au sirop de coings.

Le 8. Faiblesse, allures nonchalantes, somnolence, plus d'hallucinations ni de rêves, douleur nulle de côté, peu d'expectoration, pas d'appétit, diarrhée. — Presc. : 2 demi-lavements avec 20 gouttes de laud. et 1 gr. d'extr. de ratanhia.

Le 12. Amélioration notable, moins de diarrhée. L'appétit et le sommeil reviennent.

Le 20. Il entre en pleine convalescense, le tremblement a cessé. Réponses nettes et lucides, ni toux ni diarrhée. Il sort au bout de dix jours, déclarant qu'il ne veut plus boire et redevenir pâtissier.

Mais il n'a pas tenu parole, et le 5 décembre 1864, il rentrait à Bicêtre pour la troisième fois. Il avait continué à boire de l'eau-de-vie et du vin. Il aurait eu de nouveau du tremblement des membres et des hallucinations la nuit; puis à la suite de nouveaux excès absinthiques, il a eu de nouvelles crises épileptiques. Il portait encore au moment de son entrée des traces de morsures à la langue.

Cette observation montre d'une manière frappante l'influence de la liqueur d'absinthe. L'individu, qui était d'abord sobre, rangé, commence un jour à boire, du vin d'abord, de l'eau-de-vie et de la bière, puis beaucoup d'absinthe.

Les troubles de l'alcoolisme se manifestent d'abord, puis il a des vertiges à la suite d'excès de boisson, d'absinthe surtout, il a un véritable accès d'épilepsie. Un peu plus tard nouveaux accès, nouvelle crise avec accidents alcooliques (troubles gastriques, albuminurie, délire, etc.). Les accidents diminuent, il est à peu près guéri. Il cesse de boire pendant quelque temps; puis, à la suite de nouveaux excès, il survient une nouvelle attaque d'épilepsie, accompagnée encore des phénomènes habituels de l'alcoolisme et d'une pneumonie.

Au bout de deux mois il est guéri, mais rentre une troisième fois à Bicêtre, à la suite d'une attaque convulsive survenue de nouveau après des excès d'absinthe.

On reconnaît donc nettement les accidents convulsifs

dus à l'absinthe, survenant immédiatement après les excès et disparaissant avec la cause, et d'autre part, les accidents ordinaires de l'alcoolisme que l'on retrouve toujours simultanément. Une étude expérimentale de la liqueur d'absinthe sur l'homme pourrait à peine donc donner des résultats plus concluants.

OBSERVATION II (inédite).

Cette observation, ainsi que les deux suivantes, ont été recueillies dans le service de MM. Magnan et Bouchereau, au bureau central d'admission des aliénés de la Seine (Sainte-Anne).

C.... (Jean), 43 ans, entre à Sainte-Anne le 4 septembre 1868. Depuis quelque temps ce malade faisait des excès alcooliques ; il buvait du vin, de l'eau-de-vie et beaucoup d'absinthe.

A son entrée, il avait des hallucinations terrifiantes ; il voyait des animaux de toutes sortes, des chats, des rats de toute couleur, des animaux de forme bizarre ; il se croyait poursuivi par des gens armés qui le menaçaient. On avait été obligé de le maintenir couché avec des cordes ; il avait encore aux bras et aux jambes des contusions avec phlyctènes, provenant de la contraction des cordes avec lesquelles on avait dû le lier. — Etat fébrile, urines jaunâtres, devenant troubles par la chaleur. Ce trouble disparaît par l'acide nitrique, donc il n'y a pas d'albumine.

Le 11, à quatre heures du matin, il a eu une attaque épileptique. Le matin, au moment de la visite, il des secousses convulsives pendant vingt à trente minutes. Les facultés intellectuelles restent très-obtuses ; il paraît ne pas comprendre ce qu'on lui demande.

Le 13, il avait été très-agité toute la nuit ; il a cherché à se relever. Les hallucinations terrifiantes continuent ; dans la nuit il a eu une nouvelle attaque. Le 28, il est encore un peu agité, il s'est plaint pendant la nuit. Dans la journée, on l'interroge : il n'a pas gardé le souvenir de ce qui s'est passé ; il ne se rappelle pas la date de son entrée ; il donne toutefois quelques réponses exactes. Le reste de la journée, il s'est trouvé assez bien.

Cet individu serait donc alcoolique depuis longtemps, il a en effet eu du délire avec tremblement, des hallucinations effrayantes, des visions d'animaux immondes, tels

qu'on les retrouve presque toujours dans le délire alcoolique. Il a été fort agité, puisqu'on a dû l'attacher.
Il s'est adonné à diverses boissons et dans les derniers
temps à l'absinthe. Peu après son entrée, il a une attaque
épileptique suivie de trois autres dans les deux jours
suivants. Le lendemain de la première attaque, il est
comme hébété ; le tremblement continue, les hallucinations également, ainsi que l'agitation, mais les attaques
cessent tout à fait. Il paraît fort probable que les attaques d'épilepsie qu'il a eues sont dues à ses excès d'absinthe.

OBSERVATION III (inédite).

Ch.... (Eugène-Gustave), 33 ans, employé d'octroi, entre à Sainte-
Ane (bureau d'admission), le 10 juin 1867.

Les renseignements sur ce malade ont été donnés par un chef qui ne
le voyait qu'à des intervalles éloignés.

Ch.... était malade depuis huit jours ; il avait été absent de chez lui
pendant trois jours. On ignore ce qu'il a fait pendant ce temps ; lui-
même n'en a pas conscience. Il a repris son service, mais on s'est
aperçu qu'il était malade ; il se disait poursuivi par des ennemis.

Le soir, il aidait quelquefois le brigadier dans ses écritures. Jamais
on n'avait eu à se plaindre de son travail, bien qu'il fît des excès alcooliques fréquents.

Interrogé sur son état, voici ce qu'il raconte : en Afrique, il a pris
l'habitude de boire deux ou trois verres d'absinthe pure par jour. A dater
de cette époque, il aurait eu des pertes de connaissance subites ; il ne
sait pas s'il a eu des convulsions, il ne se serait pas mordu la langue.
A la suite de ces attaques, il serait resté sept à huit jours malade, ne se
rappelant pas ce qui s'était passé. Il a fait des excès continuels depuis.

Il aurait eu une attaque convulsive il y a deux jours, il ignore ce qui
lui est arrivé, il se sent courbaturé. Il a quitté son logement, il s'est
sauvé sur les balcons, a passé d'un étage à un autre par les tuyaux
de conduite des eaux. Il avait des hallucinations de la vue et de l'ouïe.
Il se croyait poursuivi par des ennemis imaginaires. Il a encore maintenant des hallucinations terrifiantes de la vue et de l'ouïe ; il voit aussi
des fantasmagories, des femmes nues, des scènes obcènes. Il a du
tremblement de la langue et des mains. Ses pupilles sont égales.

Son état s'améliora bientôt, il sortit peu de temps après.

Le 11 septembre 1868. Il rentre à Sainte-Anne. Le certificat de M. le Dr Legrand du Saulle est ainsi conçu : « Délire alcoolique. Hallucinations. *Convulsions épileptiformes.* Terreurs imaginaires. Déjà traité à Sainte-Anne. » Il y a donc eu une rechute. Il a eu de nouveau des hallucinations terrifiantes. Dans les derniers jours, il voyait des hommes armés de bâtons qui vociféraient et voulaient le frapper. Aujourd'hui il est encore agité. Sa vue se trouble par moments. Il voit des individus qui se déplacent continuellement, il prend l'un pour l'autre ; il voit des batailles. Il a du tremblement des lèvres et de la langue et un tremblement considérable des mains. Il a enfin des crampes dans les bras et dans les jambes.

A l'examen de ses urines on ne constate rien de particulier.

Il aurait eu des convulsions épileptiques. Il raconte que pendant huit mois, il est resté sobre, mais il a fait pendant ces derniers mois des excès de boissons très-fréquents. Il buvait de l'eau-de-vie, du vin, surtout de l'absinthe. Il raconte qu'il a l'habitude de prendre un ou deux verres d'absinthe le matin à jeun et autant avant le dîner.

Le 14. Le malade est calme, il n'a plus d'hallucinations, il a peu dormi, son sommeil a été troublé par des rêves, des cauchemars. Le tremblement de la langue et des mains persiste toujours. Il n'a pas d'hésitation de la parole.

Le 15. Interrogé à nouveau sur sa vie privée, le malade raconte qu'il boit de l'absinthe depuis fort longtemps, il en a fait abus depuis bien des années, surtout en Crimée et en Afrique : aussi il éprouve des pertes subites de connaissance. Quelquefois, à son réveil, il s'est senti tout courbaturé et quelquefois avec du sang au nez et dans la bouche. Il lui est arrivé même de tomber une ou deux fois dans les rangs.

Il a toujours eu des tremblements des mains, des lèvres et de la langue. On remarque que la pupille gauche est un peu dilatée.

Le 16. Son état continue à s'améliorer, il a seulement des inquiétudes. Rien de précis. Ses hallucinations l'ont quitté, le tremblement persiste. Il sort au bout de peu de temps.

Il s'agit ici d'un ancien soldat, adonné à l'ivrognerie, qui comme presque tous ceux qui sont envoyés en Afrique, s'est mis à boire de l'absinthe en grande quantité. Aussitôt surviennent des phénomènes dont il est impossible de méconnaître la nature. Il tombe dans les rangs, il a des défaillances subites avec perte de connaissance, de la courbature quand il se réveille, il a quelquefois du sang dans le nez et dans la bouche, probablement il s'est mordu la langue. Il a donc eu des attaques d'épilepsie, tantôt ce furent des attaques complètes, tantôt simplement du vertige ou petit mal épileptique ; il a eu probablement des attaques nocturnes pendant lesquelles il s'est mordu la langue, c'est pourquoi il est si courbaturé le matin.

Ces accidents ont cessé, il s'est remis à boire, il a eu alors des accidents alcooliques, tremblement, hallucinations, délires, puis de nouvelles attaques occasionnées très-certainement par l'absinthe, puisqu'elles reviennent dès qu'il a recommencé à en faire abus. Traité une première fois à Sainte-Anne, il reste huit mois à peu près sobre, puis il fait de nouveau de grands excès et voit les mêmes accidents se reproduire.

C'est donc un alcoolique, qui a les accidents habituels aux ivrognes, et chez lequel une affection particulière vient se manifester, l'épilepsie due aux excès d'absinthe.

[Observation IV (inédite).

J.... (Jean-Baptiste), âgé de 46 ans, fileur, entre à Sainte-Anne, bureau d'admission, le 12 septembre 1868.

Cet individu a été amené à la préfecture de police à la suite d'accès d'épilepsie, suivis de scandale dans la rue. En effet le certificat délivré par M. le Dr Legrand du Saulle porte ce qui suit : « *Accès d'épilepsie sur la voie publique. Délire* maniaque consécutif. »

A son entrée on constate qu'il est dans un état d'agitation très-marqué ; il a de l'excitation maniaque, aucune suite dans ses idées ni dans ses actes ; il a des hallucinations terrifiantes ; il s'imagine avoir lutté contre des personnes qui le poursuivaient. Lorsqu'on lui demande s'il se rappelle avoir eu des attaques, il répond qu'il ne se souvient de rien et ne paraît pas, en effet, en avoir consci ence.

Il a fait des excès alcooliques de temps à autre. On constate outre les phénomènes psychiques que nous venons de mentionner, un tremblement très-marqué des lèvres, des mains et de la langue. Ses urines ont été examinées. Pas d'albumine ni de sucre.

Voici les renseignements donnés par le frère du malade. Il n'a jamais eu d'attaques de nerfs, il appartient à une famille très-nombreuse, il a neuf frères qui sont très-bien portants ; douze autres frères sont morts de diverses maladies, mais aucun d'eux n'a jamais eu de crises de nerfs. Ses parents se portaient bien ; sa mère vit encore.

Le malade avait également une très-bonne santé, il ne faisait que de très-rares excès alcooliques, mais, le 10 septembre, il a ingurgité une quantité considérable de boisson, il a bu de l'eau-de-vie, mais plus particulièrement de l'*absinthe*. Il a eu une attaque dans la rue, ce qui est constaté par le certificat de M. Legrand du Saulle ; et au moment où il a été arrêté, il faisait du scandale, il criait, vociférait, chantait, etc.

15 septembre au matin. Il est calme, répond assez bien aux questions qu'on lui adresse et raconte qu'il a eu une faiblesse en sortant du bain. Puis il se met à divaguer, s'accuse d'avoir fait des sottises, entre autres de s'être livré à la masturbation devant une glace. Dans le courant de la journée, il se met à réciter des passages de la messe.

Le tremblement de la langue et des lèvres est assez marqué. Il se sent courbaturé, fatigué. Ses pupilles sont égales.

Le 16. Il continu à avoir de l'excitation par moments, il a de l'incohérence dans les idées. Il répond à toutes les questions de la part « de son Dieu. » La nuit il a été agité, il a peu dormi, il s'est relevé. On ne s'est pas aperçu qu'il ait eu des attaques épileptiques pendant la nuit. Il cherche à faire du mal aux personnes qui l'entourent. Quand on l'interroge pour savoir de quelle nature sont ses hallucinations, on ne peut rien en tirer. Tremblement des mains et de la langue.

Le 17. Il se croit perdu, on le voit se prosterner à terre, il dit souvent dans la journée : « ô mon Dieu ! » par moments il est plus agité. Il dit qu'il a des idées tristes depuis quinze jours, mais qu'il ne sait pas d'où cela lui vient. Il a toujours des hallucinations. Tremblement de la langue, des lèvres et des mains.

Le 18. Il est un peu plus excité, le désordre des idées et des actes est plus prononcé, il a des hallucinations ; dans certains moments on le voit prêter l'oreille comme s'il entendait des bruits confus. Il dit qu'il souffre pour le bon Dieu, et qu'il a une mouche dans le corps.

Le 20. Le caractère mélancolique de son délire s'accuse davantage, il dit qu'il va mourir. Sa mère est dans son corps, lequel est au paradis. Lui-même est un mort vivant, c'est-à-dire que son âme l'a quitté et est allée au ciel ; il veut être conduit à l'hôpital pour y mourir, parce que le bon Dieu le lui a commandé. Il ajoute qu'il devrait être enterré. Il refuse obstinément de prendre des aliments et ce n'est qu'avec la plus grande peine qu'on parvient à lui faire accepter quelques cuillerées de soupe ; tremblement marqué des mains, tremblement fibrillaire de la langue.

Le 21. Il n'est pas agité, mais les voix qu'il entend lui défendent de manger, du reste il a beaucoup de désordre dans ses idées, il ignore ce qu'il a dans l'esprit, il fera tout ce qu'on voudra.

Les 22 et 24. L'état mélancolique continue, il déclare le 22, qu'il ne mange pas parce que son âme est au ciel, il est inutile qu'il reste sur la terre. Son attitude est mélancolique; pendant la nuit précédente il a beaucoup parlé. Ce matin cependant il a mangé plus volontiers. Le lendemain il demande sa sortie, il a peu dormi, il est plus agité, il prétend qu'il doit sortir par ce que Jésus-Christ lui en a donné l'ordre, son âme est au ciel.

Le 28. Peu de sommeil, loquacité incohérente pendant une partie de la nuit. Il ne paraît pas comprendre les questions qu'on lui pose, la confusion de ses idées est très-grande. Le tremblement de la langue est toujours très-marqué, celui des mains l'est moins. Il n'a pas d'embarras de la parole.

17 février 1869. Un peu d'excitation, cependant il est tranquille. Il a des hallucinations de la vue et de l'ouïe, il entend des voix, des coups de fusil, il croit qu'on lui siffle dans les oreilles ; à de certains moments, il croit apercevoir les membres de sa famille qui l'entourent. Son caractère est devenu irritable.

Il a également quelques troubles de la sensibilité. Les fonctions digestives ne s'exécutent pas très-bien, état dyspeptique. Il a du tremblement dans tout le corps; pas d'hésitation de la parole.

Dans cette observation, on peut remarquer qu'il s'agit d'un individu qui ne faisait pas habituellement de grands excès alcooliques. Un beau jour, il se met à boire, il prend tout d'un coup des quantités considérables d'eau-de-vie et surtout de l'absinthe. Il a *une* attaque convulsive suivie d'hallucinations. Cet état est cause qu'on l'arrête et qu'on l'enferme. On l'examine pendant un certain temps, il a du tremblement alcoolique, des hallucinations, un délire alcoolique de nature mélancolique, mais pas de *nouvelles attaques*. D'autre part dans sa famille, personne n'a jamais eu d'attaques de nerfs et quant à lui, il n'en a jamais eu avant le jour de son arrestation.

Nous pouvons donc dire qu'il faut rattacher le délire, les hallucinations et le tremblement aux excès alcooliques qu'il a faits antérieurement, pas très-souvent il est vrai. Un jour il boit particulièrement de l'absinthe, il a une attaque d'épilepsie. C'est le rôle de l'agent toxique spécial qui a produit ses effets immédiatement après les excès. Ceux-ci ayant cessé, les accidents ne se sont pas reproduits. Le délire maniaque d'origine alcoolique seul a persisté, ainsi que le tremblement fibrillaire de la langue, des lèvres et des mains.

OBSERVATION V.

Je dois cette observation ainsi que la suivante à l'obligeance de M. le Dr Lancereaux qui a bien voulu me les communiquer.

Recueillie par M. Louboutin, interne du service de M. Lancereaux.

Hab., 43 ans, garçon de pharmacie à l'hôpital de la Charité annexe, a été autrefois soldat, d'abord zouave en Afrique et franc-tireur dans la dernière guerre ; il a des habitudes alcooliques, il a bu beaucoup d'absinthe en Afrique.

Pendant le mois de mai dernier, il alla passer un dimanche en ville, il prit de nombreux verres d'absinthe dans la journée et rentra fort agité le soir à dix heures. Rentré dans sa chambre, il se mit à se débattre, à crier, à vociférer, puis il tomba.

Lorsque je le vis (dit M. Louboutin), il était complétement étendu sur le sol, la figure terne et sans expression, la bouche écumante, les membres supérieurs rapprochés du tronc et les poings serrés; les membres inférieurs étaient également rapprochés l'un de l'autre ; tous ses muscles étaient le siége d'une contraction tétanique, comme dans le premier stade de l'attaque d'épilepsie, moins les grimaces. Puis tout à coup, les muscles fléchisseurs des membres, les muscles externes du cou et du tronc se contractèrent convulsivement et avec ensemble, comme si une forte secousse électrique avait traversé le malade. Dans cette nouvelle situation, le malade était ramassé sur lui-même, ses pieds battant le sol, et de ses poings, il frappait à coups redoublés sur le parquet.

Ce paroxysme dura à peu près vingt secondes, puis, comme si le ressort qui lui imprimait ces mouvements s'était brusquement brisé, tous ses membres rentrèrent à la fois dans l'extension et la tête retomba lourdement sur le sol.

Pendant tout ce temps, il ne reconnaissait personne et ne répondait à aucune question. Au bout d'un quart d'heure, les accidents se dissipèrent, le malade se leva naturellement, reconnut les assistants ; il était étonné qu'on vienne le voir le soir à pareille heure. Mais cet instant de lucidité dura peu, les accès recommencèrent et se succédèrent jusqu'au matin. Depuis, pas de nouvelles attaques.

Cette observation, quoique incomplète, nous fournit néanmoins les signes essentiels de l'attaque d'épilepsie puisque nous y retrouvons la perte de connaissance, avec chute subite, les convulsions toniques et cloniques l'écume aux lèvres, dont la présence permet de penser aux mouvements convulsifs de la face.

Ici les attaques ont suivi immédiatement les excès d'absinthe, c'est-à-dire après un intervalle de quelques heures. Cet homme était un buveur d'absinthe, il fait un excès plus considérable, et les attaques surviennent.

Observation VI (inédite).

D..., 47 ans, employé, entre le 13 juillet 1870 à l'Hôtel-Dieu, salle Sainte-Agnès, n° 16, dans le service de M. Lancereaux.

Cet individu est un ancien soldat, il a été successivement bourrelier, puis cordonnier ; il est employé au service des Eaux depuis le mois de mars. Pas de maladies antérieures.

Il a des habitudes alcooliques depuis fort longtemps, il a fait des excès considérables, il dit « qu'on pourrait mettre une grande barque à flot avec tout ce qu'il a bu depuis vingt-cinq ans. » Il buvait du vin, de l'eau-de-vie, quelquefois 1 litre par jour, du rhum, mais surtout de l'absinthe. C'est sa boisson favorite, il en buvait 12 à 15 verres par jour ; il a habituellement de la pituite le matin. La nuit, il dort à peine une heure ou deux, son sommeil est troublé par des rêves et des cauchemars. Il a eu pour la première fois, il y a trois ans, une attaque convulsive ; il en a eu d'autres depuis le jour de son entrée, il a été apporté sur un brancard, il a eu des attaques convulsives dans la rue ; on l'a ramassé et transporté à l'hôpital, par ordre du commissaire de police.

a eu de nouvelles attaques à l'hôpital ; la sœur raconte que plusieurs fois, pendant la nuit, il renversait la tête en arrière, qu'il était violacé, et qu'il finissait par écumer. Il s'est mordu la langue. Le lendemain, il est tout hébété, il a l'air complétement abruti; ce n'est que le surlendemain que l'on peut obtenir de lui des renseignements sur ses antécédents.

Le facies est sans expression, les capillaires du nez et des côtés du nez sont developpés, variqueux, la sensibilité est conservée, il a eu la veille un peu d'anesthésie, mais aujourd'hui, il y a plutôt hyperesthésie. Tremblement des mains et des lèvres, embonpoint modéré, foie volumineux, estomac large, il a des vertiges fréquents qui l'obligent à s'asseoir, il déclare qu'il perd souvent connaissance.

20 et 22 juillet. Douleurs sur le trajet du nerf sciatique. L'intelligence est plus nette, un peu revenue, cependant il déraisonne encore beaucoup.

Dans le courant de la journée du 22, il s'est mis à chercher des objets sur son lit, il paraissait avoir perdu la tête, il prononçait des paroles incohérentes. Le soir, il a des attaques convulsives pendant vingt minutes. Le 23 au matin, on le trouve avec de l'écume à la bouche, il a des râles laryngo-trachéaux que l'on entend à distance, la respiration est haute, non diaphragmatique, les yeux sont fermés, les pupilles dilatées, les membres dans la résolution, anesthésie générale ; il reste dans cet état comateux jusqu'à sa mort, qui eut lieu le même jour, à trois heures et demie du soir.

Autopsie. Ecchymoses sous-péricrâniennes; hémorrhagie méningée très-récente ; sang noirâtre, liquide, mêlé à des caillots cruoriques abondants, surtout dans les fosses sphénoïdale et temporale gauches; fausses membranes peu abondantes à la surface interne de la dure-mère, coloration rouge superficielle de l'hémisphère gauche ; emphysème pulmonaire ; cœur flasque, graisseux ; pelotons graisseux du mésentère.

Cette observation nous fournit un exemple d'épilepsie absinthique à crises rapprochées. Cela s'explique par la continuité des excès. Cet homme a eu également une des lésions qui surviennent souvent chez les alcooliques; nous voulons parler de la pachyméningite, qui ici a occasionné une hémorrhagie méningée, dont il est mort. L'état du sang attestait la fraîche date de l'hémorrhagie méningée. La part de chacun des deux agents toxiques, absinthe et alcool, nous semble ici bien nette.

Observation VII.

Cette observation est le résumé de celle qui porte le n° 5 dans la thèse de M. Motet.

D..., 33 ans, marchand de vin, a l'habitude de boire avec ses clients ; il boit chaque jour 8 à 10 verres d'absinthe, du vin blanc et de l'eau-de-vie. Cela dure depuis quatre ans.

Le 13 juin 1858, après deux jours d'ivresse, il est pris de délire avec tremblement des mains et des pieds, il ressent des secousses électriques, il voit de petites bêtes sur les murs de sa chambre; hallucinations.

Le 17, on l'examine pour la première fois. Excitation très-vive, loquacité, sueurs abondantes, pouls saccadé, fréquent, 98 pulsations; pas de convulsions.

Le 18. *Attaque épileptiforme* à sept heures du matin. Après l'accès, langue sèche, pouls 112, pâleur extrême, pas de sueurs. — A neuf heures du matin, deuxième attaque. — A douze heures, troisième attaque. Ces deux derniers accès ont été violents, mais courts. Il lui reste une faiblesse particulière des membres inférieurs. On place le malade pendant quatre heures la tête sous un filet d'eau. — A six heures, le pouls a baissé, la physionomie est devenue meilleure ; il écoute quand on lui parle. La nuit suivante, insomnie et hallucinations.

Le 19. Encore un accès. (Bain de cinq heures.) Il a également du délire; il voit de petites bêtes courir sur lui. Il est très-loquace; faiblesse des jambes.

Les 20 et 21. Il va mieux, l'intelligence revient, le tremblement diminue.

Le 22. Eruption de furoncles sur tout le corps ; troubles gastriques (Purgatif.) — Sorti guéri le 1er juillet.

Ici encore les attaques sont dues à l'influence de la liqueur d'absinthe, leur début brusque et leur non moins rapide disparition justifient cette supposition.

Dans sa sixième observation, M. Motet cite également un buveur d'absinthe (10-12 verres par jour) qui mourut à la suite d'accès convulsifs très-répétés. Mais cet individu avait présenté auparavant et en même temps les symptômes non douteux de la paralysie générale. Dans ces cas, on doit s'abstenir de se prononcer,

parce que des attaques de cette nature peuvent très-
bien être liées à la paralysie générale.

OBSERVATION VIII.

Extraite des leçons cliniques de M. Magnan (Voy. Gaz, des hôpitaux,
16 septembre 1869).

X...., porteur aux Halles, âgé de 41 ans, a fait d'abord des excès répétés de vin et d'eau-de-vie, puis il s'est mis à boire particulièrement de
l'absinthe. Il avait eu jusqu'alors du tremblement, lorsque trois jours
avant son entrée à Sainte-Anne, il est pris subitement d'une attaque
d'épilepsie, il est tombé tout d'un coup sans connaissance, la figure
était grimaçante ; d'abord très-pâle, elle est devenue cyanosée, violacée, les lèvres se sont couvertes d'écume, les bras et les jambes présentaient des secousses convulsives. Au bout d'un instant le malade
s'est relevé tout hébété. Quelques heures plus tard il est devenu très-
violent ; il se disait poursuivi par des assassins, il voyait des animaux
autour de lui. Il est entré depuis un jour au bureau d'examen, il continue à avoir du délire avec des hallucinations effrayantes. Cet homme a
du tremblement des mains assez considérable, mais moins étendu qu'on
ne l'observe ordinairement dans des cas d'alcoolisme aigu de moyenne
intensité.

Cet homme était un alcoolique qui s'est mis à faire
des excès d'absinthe. Aussitôt survient l'attaque, qui est
accompagnée des troubles ordinaires de l'alcoolisation
(hallucinations, délire, etc.).

Il faut remarquer ici encore que le tremblement était
peu considérable. Nous avons dit que ce tremblement
pouvait être très-faible, et que l'on voyait cependant
se produire de très-violentes attaques. Au contraire,
certains individus ont un tremblement tellement violent, que leur démarche est incertaine, qu'ils ne peuvent se soutenir et qu'ils ont un embarras extrême de
la parole, mais jamais de convulsions.

OBSERVATION IX.

Communiquée par mon ami le Dr Bourneville, ancien interne
des hôpitaux (inédite).

F... (Charles-Joseph), 37 ans, entre le 7 juillet 1863, salle Saint-Augustin, hôpital Saint-Antoine.

Homme robuste, obèse, employé à la garde des bâtiments nouveaux de l'hôpital. Dans la nuit du 6 au 7, il se croit appelé par le directeur, et en le cherchant, il arrive dans la salle Saint-Augustin, où, pris d'un étourdissement subit, il tombe à la renverse. On le soutient et on lui donne un lit. C'est la troisième fois que cela lui arrive.

Il a été soldat à 22 ans, employé auparavant dans une maison de bijouterie. Jusqu'à cette époque, il ne buvait pas. Pas d'excès alcooliques dans les deux premières années de son service, mais dans la troisième, entraîné par l'exemple de ses camarades, il se mit à boire du vin d'abord, de l'absinthe ensuite, «qui, dit-il, est la boisson préférée du soldat en Afrique; elle leur cause souvent des accidents comme les siens, ils tombent.»

Il y a quatre mois, en déjeunant chez un ami, il a eu déjà une attaque pareille, il serait tombé à la renverse en faisant une grimace et perdit connaissance. Il ne se serait pas débattu, n'aurait pas eu d'écume (mais c'est lui qui le raconte). Il se serait perdu en rentrant chez lui.

Deuxième attaque semblable quelques jours plus tard dans la rue.

Il n'a jamais eu de visions d'animaux, ni immondes ni menaçants; un peu de tremblement des mains et de la langue; facultés génitales affaiblies, troubles gastriques.

Qu'étaient ces attaques? Nous serions tenté de les rapprocher du vertige épileptique ou petit mal. En effet, elles surviennent peu après les excès d'absinthe, et se reproduisent très-irrégulièrement. On constate également chez cet individu tous les troubles de l'alcoolisme.

OBSERVATION X. (Inédite).

Recueillie sur l'indication de mon ami M. Malassez, interne des hôpitaux.
dans le service de M. Hillairet, à Saint-Louis (pavillon Gabrielle).

M. D..., employé de commerce, âgé de 27 ans, entré à l'hôpital Saint-Louis, pavillon Gabrielle, le 18 juin 1870.

Depuis sa sortie du collége, c'est-à-dire vers l'âge de 18 ans, ce jeune homme fait des excès de boisson. Au début il buvait surtout de la bière et du vin rouge, il s'enivrait très-fréquemment. Depuis un an, il boit beaucoup d'absinthe, du vin blanc et du vermouth. Il n'avait eu jusque-là aucun accès de délire.

Vers la fin du mois de mai, c'est-à-dire trois semaines avant son entrée, il est parti en congé dans sa ville natale. Là il rencontra beaucoup d'amis qui l'engagèrent à boire, il but beaucoup, et surtout de l'absinthe.

Il revient à Paris, où il arrive dans le milieu de la journée, il rentre à pied chez lui, sous un soleil ardent, et à peine arrivé, il est pris d'un délire très-violent. Il croyait voir son père et sa mère le poursuivre en lui faisant des menaces. Il courut dans les rues pendant deux jours, criant, gesticulant; il croyait que Paris était en révolution, que tout brûlait. On le transporta alors à l'hôpital Saint-Louis le 18. Il était dans un état de surexciation extraordinaire, criait, vociférait. Cet accès de délire se calme très-rapidement, on le surveille attentivement pendant deux ou trois jours et il est guéri aujourd'hui 23 juin. Il ne conserve qu'un léger tremblement. Les facultés intellectuelles ne sont pas diminuées. La mémoire n'est pas affaiblie. Il se rappelle assez exactement ce qui s'est passé.

Ce délire isolé et subit avec hallucinations terrifiantes, appartient aussi bien à l'alcoolisme qu'à l'absinthisme. Il diffère peut-être par plus d'intensité dans ce dernier cas, par une apparition et une disparition plus rapide, mais cela même n'est pas certain. Ici la liqueur d'absinthe était bien le principal agent d'excitation. Nous avons rapporté cette observation pour faire voir qu'en dehors des phénomènes physiques qui ont fait défaut ici, les autres accidents diffèrent peu de ceux de l'alcoolisme.

Les deux observations suivantes, qui ont trait aux convulsions dites hystériformes, m'ont été communiquées par M. Lancereaux.

Observation XI (Inédite).

M. X.., âgé de 35 ans, ancien zouave et ancien infirmier, a passé plusieurs années en Afrique, quelque temps à Rome et au Sénégal. Dans son séjour en Afrique, il s'est mis à boire de l'absinthe et dès lors il n'en a pas perdu l'habitude.

Appelé (dit M. Lancereaux), dans le courant de novembre 1868, à voir ce garçon, employé dans une pharmacie voisine de chez moi, je le trouvai étendu sur un matelas et maintenu par les élèves qui font tous leurs efforts pour l'empêcher de se blesser, attendu que depuis une demi-heure il est pris de convulsions.

Pourtant il conserve une partie de sa connaissance, il parle de temps à autre sans trop savoir ce qu'il dit. Ne connaissant en aucune façon ce malade, je me demandai tout d'abord ce que pouvaient être ces con·vulsions, et après un examen de quelques minutes, je ne trouvai rien de mieux que de les comparer à de l'hystérie. Effectivement, les membres, atteints d'une raideur générale et contracturés, étaient de temps à autre agités de secousses convulsives désordonnées et irrégulières. Les convulsions étaient accompagnées d'une vive sensation d'oppression qui obligeait le malade à porter la main sur la poitrine comme pour se débarrasser d'un poids. En même temps, il se cramponnait, se roulait, se tordait, criait et cherchait à mordre. A un accès convulsif générale-ment court succédait un instant de calme, puis un nouvel accès repa-raissait et ainsi de suite, de telle sorte que l'attaque qui s'est passée sous nos yeux a duré plus d'une heure.

Le malade (que j'envoyai à l'Hôtel-Dieu) se trouva à la suite fatigué, un peu hébété, mais il ne tarda pas à se remettre.

L'étude de ces accidents me fit supposer que j'étais en présence d'un malade intoxiqué. Les élèves de la pharmacie ne me laissèrent pas long-temps dans l'hésitation, car ils m'apprirent que la veille il avait bu de cette boisson avec excès. Son caractère était d'ailleurs un peu bizarre, il était considéré comme enclin à la colère et à la tristesse.

Voici l'autre exemple rapporté par M. Lancereaux.

Observation XII.

Au mois d'août 1870, un homme, jeune encore, entra à l'Hôtel-Dieu. Il était ancien soldat d'Afrique, buveur d'absinthe.

Il eut pendant plusieurs heures des accès convulsifs désordonnés et intermittents, sans perte absolue de connaissance, du moins dans l'in-tervalle des accès. La sensation d'oppression épigastrique ou thoracique existait également. Les attaques ressemblaient beaucoup à celle de l'hystérie. Dans ce cas, comme dans le cas cité plus haut, il y avait de l'anesthésie très-marquée.

§ 3. *De quelques autres boissons analogues à la liqueur d'absinthe.*

Il est encore d'autres boissons qui se rapprochent

comme composition de la liqueur d'absinthe. En premier lieu, il faut citer le vermouth ou vin d'absinthe, que l'on prépare en faisant infuser de l'absinthe, de la petite centaurée et d'autres plantes aromatiques dans du vin blanc pendant vingt-quatre heures. Le vin blanc serait quelquefois falsifié avec ces mêmes plantes. On prépare également des liqueurs très-variées avec plusieurs plantes aromatiques contenant des huiles essentielles actives (chartreuse, bénédictine). Il serait intéressant d'examiner si les accidents déterminés par ces diverses boissons ont quelque rapport avec ceux que nous venons d'étudier à propos de l'absinthe.

Mais, à cet égard, nous n'avons encore que des suppositions à faire, aussi devons-nous nous borner à indiquer les recherches possibles.

CONCLUSIONS.

En résumé, et pour terminer cette étude, nous formulerons les conclusions suivantes :

D'après les résultats fournis par l'expérimentation et d'après les faits cliniques observés jusqu'à présent, on est en droit d'admettre que :

1° La liqueur dite d'absinthe renferme un agent toxique spécial qui est l'essence d'absinthe. Cette essence, à l'exclusion de l'alcool et de toutes les autres essences qui entrent dans la composition de la liqueur d'absinthe, produit chez les animaux une intoxication aiguë qui se traduit par de l'épilepsie.

2° Chez l'homme, l'abus de la liqueur d'absinthe détermine également des accidents convulsifs.

3° Ces accidents sont de l'épilepsie absinthique qui

diffère des attaques épileptiformes de l'alcoolisme chronique.

4° Elle s'en distingue : par sa *forme*, qui est celle de l'attaque vraie et complète ; — par son *époque d'apparition*, c'est une intoxication primitive, et par sa *durée*, elle se borne à un petit nombre d'attaques et ne reparaît qu'après de nouveaux excès.

5° Les autres accidents amenés par l'abus de la liqueur d'absinthe ne diffèrent pas sensiblement de ceux que l'on observe habituellement dans l'alcoolisme.

TABLE DES MATIÈRES.

Paris. A. PARENT, imprimeur de la Faculté de Médecine, rue M.-le-Prince, 31.

www.ingramcontent.com/pod-product-compliance
Ingram Content Group UK Ltd.
Pitfield, Milton Keynes, MK11 3LW, UK
UKHW031843170726
13836UKWH00004B/1861